写给大家的医美指南 》

肖一丁 ◎ 著　韩建南 ◎ 绘

U0240773

北京科学技术出版社

读者须知：

医学是随着科学技术的进步与临床经验的积累而不断发展的。本书中的所有建议均是作者结合多年实践经验审慎提出的，虽然如此，图书依然不可替代医疗咨询。如果你想获得详尽的医学建议，请向有资质的医生咨询。因本书相关内容造成的直接或间接不良影响，出版社和作者概不负责。

图书在版编目（CIP）数据

写给大家的医美指南 / 肖一丁著；韩建南绘 . —
北京：北京科学技术出版社，2023.3（2025.3重印）
ISBN 978-7-5714-2649-1

Ⅰ.①写… Ⅱ.①肖… ②韩… Ⅲ.①美容—整形外
科学—指南 Ⅳ.① R622-62

中国版本图书馆 CIP 数据核字 (2022) 第 226702 号

策划编辑：马心湖
责任编辑：田　恬
责任校对：贾　荣
装帧设计：李　鑫
图文制作：旅教文化
责任印制：李　茗
出 版 人：曾庆宇
出版发行：北京科学技术出版社
社　　址：北京西直门南大街 16 号
邮政编码：100035
电　　话：0086-10-66135495（总编室）
　　　　　0086-10-66113227（发行部）
网　　址：www.bkydw.cn
印　　刷：北京博海升彩色印刷有限公司
开　　本：889 mm × 1194 mm　1/32
字　　数：217 千字
印　　张：9.75
版　　次：2023 年 3 月第 1 版
印　　次：2025 年 3 月第 3 次印刷
ISBN 978-7-5714-2649-1

定　　价：79.00 元

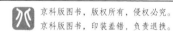

推荐序

随着我国社会经济发展，国人整体消费能力提升，人民对美和健康的追求不断升级。有调查报告称中国医美市场的规模已经高达上千亿元人民币，越来越多的人选择走进医院，将医疗美容作为抵御衰老、改善容貌的手段。随着社会包容度的提升和对多元化需求的尊重，人们对医疗美容的态度越来越开放，医美也逐渐走进了普通老百姓的生活。

医美行业兼具医疗和商业属性，从过去"野蛮生长"到如今规范化发展历经20余年，在调动起我国广大人群求美之心的同时，也出现了诸多的乱象。我们时时刻刻见证着美的创造与毁灭，很多求美者缺乏获取权威知识的渠道，很难正确理解医疗美容的内涵，以为医疗美容和日常养颜一样简单，导致或被人蒙骗、或误入歧途，受伤毁容，甚至有不少人因此失去生命。

公立医院作为医疗规范的倡导者，需承担起引领行业健康发展的使命。整形外科的学科内涵与外延不断更新，对公立医院整形外科医生的要求也在持续提高。站在医学与美学的交叉口，整形外科医生不仅需要具有丰富的外科学知识，更要坚守良好的职业道德以抵制不良诱惑，用大美仁爱之心，引导患者树立正确的审美观。为此，在进行临床、科研工作的同时，我们也一直致力于科普优质的医美知识。北京协和医院整形美容外科始建于1952年，由中国整形外科创始人之一宋儒耀教授担任主任。历经60余年发展，科室已成为学科齐全、技术领先、设备先进、集"医""教""研"于一体的整形美容中心，人才储备亦十分雄厚，拥有一批外科基本功扎实、热爱临床与科研工作的优秀医生，肖一丁医生就是其中之一。

肖医生是我的学生，从协和校园到协和医院，我一路见证了他的成长。医院的工作非常繁忙，但他总能够满怀热情，全身心投入到工作中。他多次获得"院级优秀临床教师""优秀员工""优秀住院医师"等称号，并入选2022年北京协和医院冬（残）奥会医疗保障团队，圆满完成冬奥医疗站全部保障任务。在工作之余，他还是协和艺术团的核心成员，话剧、合唱、键盘演奏无所不精，而最令人称道的还是他过人的演讲口才。2020年初疫情爆发，我鼓励科室中的医生借助新媒体，以专业视角向大众科普医美知识。肖医生充分利用自己口才好、风趣幽默的优势，在严谨求证的基础上结合案例分析，把艰涩难懂的医学知识深入浅出地讲给大家听。他的努力让"胖天使"这个IP成功破圈，在网络上收获了百万粉丝，科普作品也取得了非常优秀的传播效果。

因为长期在一线工作，肖医生十分了解求美者的求美心态与真实诉求。同时，协和浓郁的学术氛围让也他能够将国内外最前沿的知识与临床服务有机结合起来。肖医生这本书是他多年科普工作的结晶，传承了北京协和医院在医学科普工作方面的优良传统。本书以专业视角解决实际问题，能够切实帮助读者避免为容貌焦虑所困，做出更为合理的医美决策。依我看，此书可谓"生逢其时"，为公立医院的权威标准发声，为医美行业的健康发展助力，更为人民群众的求美之路提供了宝贵的知识参考与正确的价值导向。我为他感到骄傲。

王晓军

教授，博士研究生导师

中华医学会整形外科分会候任主任委员

中国医学科学院北京协和医院整形美容外科主任

引　言

　　曾经有整整一个月的时间，胖天使的嗓子哑得不行，连正常说话都费劲。认真分析了一下，主要原因就是每天说话太多了——早晚查房要看患者，下班回家还得跟儿子斗智斗勇，特别是一周的三次门诊，那真的是从坐下来的那一刻开始，就连续叨叨三四个小时，根本停不下来。我们护士长都有点儿看不下去了，说："肖儿啊，你出门诊悠着点儿，少说话，养养嗓子，能用点头摇头表示的就别振动声带。"

　　于是，我下定决心在门诊说话要惜字如金。

　　正想着呢，来患者了，是一位神情羞怯的小妹妹。简单寒暄后，我琢磨着怎么少说话来护护嗓子，小姑娘先开口了："胖天使您好，我是您的粉丝，来咨询一点点有关医美的问题。我们寝室所有人都看您的科普视频。"

　　正说着，只见这娃不紧不慢地从包里掏出一个砖头一样厚的小本："这是我们寝室 4 个姐妹用一周时间总结的 100 个问题，那我开始问了。第一个问题，您觉得现在我国医美行业的主要问题和弊端是什么呢？"

刹那间，我深刻地感受到姑娘的"一点点"跟我理解的有那么"一点点"出入。于是，我颤抖着沙哑的声音跟她说："行业的主要问题我不知道，但我的主要问题是，咱们能不能在门诊问点儿更靠谱的问题呢……"

结果，我和这第一个患者就足足聊了 40 分钟，已经彻底把惜字如金的决心扔一边去了。破罐子破摔，就这样吧，还有谁，请继续。

又进来一姑娘，眼瞅着大概 35 岁，但是一看电子病历上的年龄：哇！才 27？

我继续以沙哑的声音向患者问好："您想看点儿什么？"

"我觉得吧，最近脸有点儿垮下来了，想整整，把脸提上去。"

"确实是有点儿。两边颊部有点儿松弛，鼻唇沟也挺明显。那您以前听说过或者做过什么相关医美项目吗？"

"都听说过，而且听完我立刻就去做。"

"啊？"我听完一愣。

"您看这个热玛吉，从 2018 年开始，我每年都做，到今年已经第三次了，中间还做了一次超声刀，三次欧洲之星 4D 呢。今年不是流行什么 7D 聚拉提吗，我已经做两次了。但是最近感觉做啥都没效果了。"

胖天使腹诽：这不当然的嘛，反复做光电提拉，肉都烤熟了，还能有啥效果？但出于好奇，我又补问了一句："那您还做过其他项目吗？"

"唉！以前不懂呗。大学毕业那年去韩国做了颊脂垫摘除手术，还顺便削了下颌角，做了颧骨内推。"

"您这顺便的部分……比'主菜'大多了。"

"然后就是每个月常规护理，打打水光呗。"

"那水光打的什么呀？"

"人家推荐啥打啥呀。像什么少女针、童颜针、宝宝针、胎盘素、三文鱼针^①……"

行，您这针打得还挺规律的，走的是一"反发育"路线，要不然下次直接打鱼子酱吧。

"但是最近不行了，脸一直往下垂，怎么都提不起来了。"

"于是您就来我们这儿了？"

"没有。我先去打了个玻尿酸提升针。"

"哇，您还懂这个？知道要打哪儿吗？"

"哎呀，就是颧骨、颊部、法令纹嘛。"

"合着您自个儿知道啊？以前去韩国削掉的地方，现在又给打回来了，花一堆钱把一张脸变来变去，最后又变成原来的脸，这个操作太高端了，堪称医学界的分子料理啊。"

"哎哟，医生您就别挤兑人了，赶紧告诉我怎么办吧。"

"27 岁是吧？您这个真的已经没得办了。如果真的特别在意的话，20 年之后，如果您愿意做除皱的话欢迎再来。"

"啊？你怎么能说没办法呢？人家美容院都说有办法。"

"那人家说咋办？"

"人家说了，可以做线雕，还可以做无创拉皮，他们那儿还提供换血术，还给我推荐长生不老药丸呢。"

---

① 主要成分提取自三文鱼的生殖细胞，因此得名。在我国，该项目尚未获得三类医疗器械认证。——编者注

"长生不老药丸？太难了，公立医院暂时还没仙药卖，要不然您还是回那家美容院去吧。"

"你这人怎么回事啊？你是不是医生？你有没有医德呀？眼看我病得这么重，你都不治，我要投诉你！"

这位女士说完话，气哼哼地"啪"一摔门，走了，给我吓一跳。转念一想，这姑娘……她有什么病吗？似乎没病可治。那又关医德什么事啊？哎呀，白挨一顿骂。

下一位看病的也是一位小姐姐。

"您请坐，想看点儿什么呀？"

"医生好，我想切痣。"

胖天使雀跃不已。太开心了，今天终于见着正常患者了。

"点哪儿的痣啊？"

小姐姐把口罩摘下来，嘴唇边上有一个小痣，直径 5 mm 左右。

"说实话，您这痣长得挺好看的，点它干嘛呀？"

姑娘娓娓道来："我失恋了。我算了个卦，说这颗痣命犯孤星。"

我脑袋上的问号再次浮现，看病的原因居然是算卦，病历怎么写？患者因畏惧占卜结果于我科就诊？

"今天去了一个医美工作室，人家给算的。"姑娘继续解释道。

我不由得感叹，这工作室的工作人员可真博学。"话说……您都算好了，在那边切不就完了吗？"

"他们说了，他们只会算命，不会切痣，拿激光点我又怕留疤。"

这医美工作室……原来只负责预言工作。"行，那好吧，我知道了。但是我得提前跟您说，切痣啊，也是会留疤的。"

"啊，你们不是整形科吗？"

"对呀，所以在我们科做，留的疤会稍微小一点儿，争取术后在礼貌距离下让别人看不出来您的瘢痕。"

"行，我同意了！"姑娘坚定地点了点头。说罢，她直接往查体床上一躺。

我脑袋上冒出一排问号。"呃……不好意思，您这是？"

"医生您就切吧，轻点儿哈。"

姑娘莫不是对手术这玩意儿有什么误解？

"啊？怎么了？是切不了吗？"

"来来来，先别躺啊，有事咱们坐着说。切痣虽然是一个虾米大点儿的手术，但也是要预约的。您如果确定要做的话，今天先把抽血、核酸都约上，明天早上过来查三管血——血常规、凝血还有感染四项①，然后再查个核酸，等结果出来了之后，后天早上您再过来。我们有医生跟您谈话，您签完字、照完术前相后，我再给您做手术。术后呢，再把这颗痣送病理，一周之后您来我的门诊拆线，顺道看这个病理结果。"

听完这一段，姑娘的脸直接就拉下来了："姑奶奶我就在你这儿切个痣，你是要故意为难我是吧？"

"咱们换个说法，这其实应该叫保护您。"

"我告诉你，今天你要不把我这痣给切了的话——"

"那您就？"胖天使有点儿心虚，一天之内莫非要连着挨俩

---

① 即乙型肝炎、丙型肝炎、艾滋病、梅毒的检查。——编者注

投诉?

"我就不在你这儿切了!"

虚惊一场!

"得嘞,有您这话我就放心了,还以为您要投诉我呢。您这个人,就是局气^①!咱到别处做去。就一个小痣,您犯得着在三甲医院切吗?姑娘特别有勇气,有担当,特别好,咱们坚决不在协和医院做,我帮您做决定了,行不行?"

"那我就不做了,你把我挂号钱给退了。"

"这个还真不能退,只要我接诊写病历了,号就不给退了。"

"凭什么呀?你又没治病。"姑娘坚持认为,不做手术就该退挂号费。

其实胖天使从头到尾一直在治病。

的确,会有很多人觉得医生治病就是刀切、针扎、缝合这些具体操作,学会了手术技术就是学会治病了。医美乱象层出不穷的重要原因之一,就是技术本身的门槛并不高,如果仅仅讲操作,即便是学会最复杂的光电仪器、最高端的注射产品的操作方法,也并不是什么难事。

但是,会操作就可以当医生,就能治病了吗?

北京协和医院郎景和院士这样说过:"做一名合格的外科医生要会做手术,但如果要做一名优秀的外科医生,得知道手术该不该做。"

无论是挂号看病还是约手术,在公立三甲医院肯定比在私立医美机构要麻烦很多,成本也会更高,但此中种种所谓的"麻

---

① 局气,亦作局器,是北京方言。形容为人仗义,说话办事守规矩不耍赖,与人共事时既不怕自己吃亏,也绝不欺负别人。——编者注

烦"其实都是在保护患者自身的安全。

咱们拿打针来举例：注射这个操作本身，值 1 块钱；知道往哪儿打，值 999 块钱；劝您别打，千金难求。

问诊伊始，治疗就已经开始了。主诉、现病史、既往史、婚育史、家族史、体格检查，整个过程一气呵成。所谓病历，描述的不只是一颗痣，而是拥有这颗痣的人和他所经历的事情。

如同第二位就诊的那个 27 岁姑娘，我在跟她的交谈中了解到，自大学毕业开始，她从深圳走到北京，从中国跑到韩国，每到一个地方，每去一处非法整形机构，这姑娘就会被忽悠着在脸上、身上加上一道道新的烙印。她整形上瘾固然有自己的问题，但是那么多机构，竟然就没有一家告诉她，别再做了。直到有一天，她自己发现面部已经超速老化、覆水难收的时候，才来到协和看病。

而最让我愤怒的是，她都已经如此可怜了，还有机构劝她换血，吃"长生不老丸"。

人心何在？！

之前有媒体采访胖天使，问：如果有整形上瘾的人来门诊求你做手术，你如何劝慰他？

我回了四个从小说里学来的字——君子不救。你永远叫不醒一个装睡的人，也几乎不可能真正说服一个成瘾者，但是至少不能去违背医学的底线，不能再去伤害他们。

而对求美者本人来说，掌握更多正确的知识，才能保护自己不受非法医美荼毒。聪明的求美者会去看书，查文献，找真正靠谱的医生聊聊天，哪怕在喋喋不休的问诊中让医生心烦都在所不惜。

　　而我科普医美知识，写这本书的原因也在于此。

　　医美的"预防医学"是什么呢？胖天使个人觉得应该是科普。通过科普，让大家对医美的知识有所了解，从而形成正确的医美观念，这就是医美的"预防医学"。俗话说"上工治未病"，在大家还没有形成错误的医美观念的时候，先用靠谱的知识来对大家进行引导，这无疑是种避免形成错误医美观念的好方法。

　　作为一名说不上优秀，但还算热心于宣扬科学医美的公立医院医生，很久以前我就在想，如果我做科普，写本书的话，是不是就可能会帮全国的医美医生省掉一些在门诊单元纠正患者错误医美观的时间？如果我一个人花几年的时间，就能帮全国的医美医生节省出门诊时间的话，这个交易说起来有点儿划算。

　　我想给自己制造方便，也想给同行带来方便。因此，我把这些东西付诸纸上，写给大家，希望大家在看这本书之后，哪怕没有记住多少知识，只要对医美有个基本认识，我的目的也就达到了。

目　录

第一章

医与美的基本

医美存在的理由：锦上添花还是雪中送炭

医疗美容，简称"医美"。想找到我国医美的源头，首先就要给医美下个明确的定义。我们遵循本意，将其拆解为"医"和"美"两个核心要素，那么为了美而进行的有创操作才应该归作医美。按照这个原则，无创求美的行为自当被归作美妆；有创却不求美，比如为了宗教信仰割伤身体的行为，更多的是仪式、风俗的一部分，也不该被纳入医美的范畴。

中国古人为了美也是拼了

如果按照这个定义严格追本溯源，那中国的医美源头恐怕至少要从三国时期讲起。那时魏文帝曹丕有四大宠妃，其中一位名叫薛灵芸，正是这位传奇女子开创了我国医美的先河。根据唐代《妆楼记》的记载与胖天使"脑洞大开"的想象：在一个月黑风高的夜晚，魏文帝正秉烛夜读。这时候爱妃薛灵芸悄悄地过来了，本来想往上一扑，给老公一个惊喜，但万万没想到，自己与曹丕中间还隔着个透明的水晶屏风。这姑娘也是憨，估计还有点儿近视，压根没瞅见屏风，直接往上"啪"一撞，顿时撞得鲜血淋漓，满脸玻璃碴子。这把曹丕也吓了一跳：谁啊，难道是刺客？但等血止住了以后，他一看，哦哦哦，这不是爱妃吗！爱妃楚楚可怜，脸上还被水晶屏风划出来了俩大口子。但是他再定睛细看，啊！这俩伤口无论是从位置还是从形态上来看，怎么就这么好看呢！众所周知，曹丕好色，他的激素水平一下就上来了……后来发生什么书中按下不表，胖天使也无从猜测。不过我们知道的是，自此一夜后，曹丕给薛灵芸改了个名字，叫薛夜来，我们也不知道这表达了魏文帝什么样的美好愿望。

　　据史书记载，薛灵芸后来备受宠爱，而她左右两个伤口的这种造型被后来的人称为"晓霞妆"。这也是我国古代文献所记载的比较早的医美改变姑娘命运的故事。

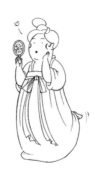

无独有偶，据《拾遗记》记载，同样是在三国时期，吴国孙权的儿子孙和在宫中与邓夫人相悦，孙太子舞动一柄水晶如意，不慎划伤了邓夫人的脸，导致她的脸上留下了一个伤口。太子怕被老婆数落，赶紧传太医说："你负责把这伤口给去了，绝对不能留疤啊。"

太医在心里骂：你贵为太子，居然连一点儿医学常识都没有！真皮层都破了，怎么可能不留瘢痕呢。但是太医不敢明说，又怕被治罪，于是给孙太子这么个答复："有种叫作'白獭'的珍奇生物，取其骨髓，掺入玉粉与琥珀相调和，就能祛此瘢痕。"太子就真信了，命令全国去逮白獭。结果肯定是没逮着。过了几天，眼看着老婆脸上的伤口都要愈合了，看起来还是要留疤。

太子急了，更怕被老婆骂，又把医生叫过去了，说："这白獭没逮着，要不然咱商量商量，还是把您给砍了吧？"太医这可吓坏了，急忙表示："大哥我错了，要不然咱不用白獭，其他的什么獭说不定也行啊。"

太子一听，成吧，死马当活马医，找了一堆乱七八糟的东西，往邓夫人脸上一涂：奇迹还真就出现了，邓夫人脸上的瘢痕直接变成了一个瘢痕疙瘩，皮面上长出一个红球来。但偏偏孙和的审美很奇特，看到之后反而表示："哇！我夫人脸上这疙瘩太美了！你看这球，又红又凸，多好看啊！"他直接将其命名为"面靥"，这反而成了当时一种非常流行的妆容。

到了公元三世纪，东晋名医葛洪写了本奇书《肘后备急方》，有这样的描述：取新生鸡蛋一只，在壳上开一小孔，去黄存清，装入朱砂细末 20 克，以蜡封孔后，随其他鸡蛋一同让母鸡孵化，待其他蛋孵出后即可取用。每次洗脸后取少许涂面，可令面如白玉，光彩照人。

哟，原来他发明了面膜！蛋清面膜，锁水保湿、美白养颜、缩小毛孔、紧致肌肤，你值得拥有。一时间，王侯将相家中的女眷人人敷面膜，人人爱面膜。

几乎在同一时期，《晋书·魏咏之传》里另有一段记载，有个人叫魏咏之，天生兔缺，也就是唇腭裂，18岁前一直抱怨自己的长相："残丑如此，用活何为！"意思是，我太丑了，不想活了。由此可见他的心理阴影面积之大。万幸有一天他得到个情报：荆州刺史殷仲堪门下有位医生擅长修复兔唇，小魏欣喜若狂，立刻登门拜访。医生一看，诊断明确，先天性唇腭裂双侧三度，什么也别说了，上台做手术吧。

古代的兔唇手术是怎么做的，根据文献记载大概是这样：先将麻药涂于缺唇上，以一锋刀刺唇缺皮处，即以绣花针穿丝线钉住二边皮，然后擦上调血之药，待肌肉生满，去丝线，即合一唇矣。听着简单，可是您想想，当时可没有利多卡因，更别提全身麻醉了。最牛的麻药就是上文说的葛洪葛大爷用闹羊花和草乌配出来的，再早的麻药就是华佗发明的麻沸散了。当时的手术中既没有电烧止血，也没有抗生素，更别提禁食、禁水、补液了。所以，当时能做成这例手术，患者还没死，是非常不容易的。我国医学先贤的智慧和勇气非常值得钦佩，古人为了美也算是拼了。

唐代之后，随着医学的进步和手工业的发展，有关医美的记载越来越丰富。比如唐朝有本《外台秘要》，里面与美发、美甲、美体相关的记载就有100多条，甚至还有做人工酒窝的方法。宋朝的医美技术在此之上更进一步，还有做义眼、假牙的记载。有本医书叫《圣济总录》，里面用了很大篇幅讲如何治疗瘢痕，其中有一种"磨削法"，它的理念几乎和现代磨削理念完全一致，只不过人家写的是拿玉石摩擦瘢痕，真算成本的话，恐怕比现代还高。

您可能觉得这些古方并不完全靠谱，但是受限于时代，这些成就已经代表了当时医美人最高智慧的结晶。

整形外科与医美的边界

与医美相对清晰的定义不同，整形外科的边界在哪儿，能解决什么问题，什么活儿是该干的，直到现在都没有定论。从全球整形界权威期刊《整形与再造外科杂志》（*Plastic and Reconstructive Surgery*）的历任主编到我国最著名的专家们，每个人对于整形外科都有自己的理解。

业界最权威的《整形外科》（*Plastic Surgery*）一书，每版都会请当时世界上最权威的整形外科医生来写序，而最新的一版 [①] 序中就写道——整形外科没有定义。

以前我们对整形外科的理解，是涉及所有人体体表的外科科学。但随着纳入整形外科的东西越来越多，像是脂肪抽吸、乳房再造、阴道成形这些手术，整形外科的治疗范围已经不仅限于体表。因此，曾经的定义现在已经不再适用。因为学科内涵更新太快，覆盖范围又太广，所以，即便是学科权威也只能写下"整形外科没有定义"。

再来谈医美的边界。医疗美容原本是整形外科的分支，按理

---

① 即第四版，于 2017 年 9 月出版。——编者注

说我们要在整形外科的治疗范围内寻找其边界。但由于整形外科本身边界模糊，因此医美涵盖的项目范围也无法统一，特别是涉及皮肤科、口腔科相关领域时，医美反而成了难以确定归属的交叉学科。

为此，2020 年 11 月，我国教育部下达了"支持美容医学学科建设，有条件的学位授予单位可开设美容医学二级学科"的指示。从此医美摇身一变，从整形外科这一三级学科的附属学组，成了与大外科平齐的二级学科，更可以细分为美容外科学、美容皮肤科学、口腔科学和美容中医学等诸多三级学科。

"名分"虽然有了，但由于国内很少有该二级学科的招生点，所以迄今为止，医美其实仍隶属于以下三个科室：一是皮肤科，皮肤科主要做皮肤医美，比如皮肤外用药的开具和光电类的治疗；二是整形外科，这是医美原本的"东家"，没啥好解释的；三则是口腔科，主要做口腔医美，比如大家耳熟能详的牙齿美白、下颌角截骨之类。而且三个科室之间医美项目也相互交叉，比如注射美容，皮肤科和整形外科都做；而唇腭裂修复，则同时属于整形外科和口腔科范畴。

所以说到底，医美的边界仍然非常模糊。也正因如此，我国的整个医美市场非常混乱，可以打擦边球的地方太多，从美甲店、美发店，到足疗、洗浴、按摩中心，什么机构都敢肆意扩大营业范围，都敢声称自己是做医美的。

以洗浴中心为例。搓澡，拿什么搓呀？最开始拿搓澡巾，之后呢，就可以推点儿精油。那既然能上精油，就能在精油外再加爽肤露，就可以再加面膜、面霜。当然，以上种种都还不算越界，毕竟都是无创的。可如果再进一步，就该加点儿看似无创的微创操作了，比如滚轮微针。在脸上滚滚针，不算过分吧？既然微针可以，那么借用微针把小分子玻尿酸、营养液什么的送入真皮就"顺理成章"了。而这种操作则已踏入了医美范畴。

既然已经如此，那不妨进一步扩大业务，还可以弄点什么呢？客户平时工作特别累，那就搞搞按摩呗。按到肩膀时客户觉得酸痛，看着客户肩膀上的肉还有点多，那用肉毒毒素瘦个肩膀怎么样？瘦了肩膀之后还可以打肉毒瘦脸。还是看着不够顺眼？索性再给客户填充玻尿酸。既然都填充玻尿酸了，那一不做二不休，还可以弄点冻干粉、富血小板血浆（PRP）、水光针……再后来就发现，打针解决不了客户所有的问题，那就引进新的设备！于是就有了光子嫩肤、热玛吉、超声刀……这样，一个洗浴中心换个招牌，就变成了"某某国际医美中心"。

所以，如果您看到一些非医疗机构的广告上出现了微针、瘦脸、祛皱之类的字眼，就得留点心了。任何一家洗浴中心或普通美容院都不该有这些项目，它们明确属于医疗操作范畴。

中国求美者全景图

医美是女人的专属吗？

必须承认，我国医美市场的增长速度是非常快的。有数据显示，从2013年到2018年这几年，中国医美市场规模的年增长率都在30%上下，已经尝试过医美项目的少说也有上千万人，更别提因为各种原因不敢做、没钱做的潜在群体，这个市场可以说大得离谱。

再说我国现有医美患者（或称"求美者"）的年龄分布。结合研究机构出具的报告分析得出，目前我国的求美者中，25岁以下的求美者已经占了大头，而且这个比例还在增长，这说明容貌焦虑正在逐渐低龄化。

不过，年轻人显然不是医美的主力消费者，他们只是人多，不代表消费力强。30 岁以上的求美者收入比较高，消费力更强，但需求可能没那么多，而且相对来说比较保守。不过和几年前相比，30 岁以上的求美者也在增多，求美者群体的年龄段不断向上拓展。因此相应的，市场上与抗衰驻颜相关的需求也在提升。

说到性别比，肯定还是女性求美者更多，不过准确的性别比是无从统计的。一些行业报告说，求美者的男女比达到了悬殊的 1 ∶ 9。但仅从以协和为代表的公立医院收治的求美者数量来看，最后实施手术的男女比例大概是三七开。

现在的人们对男性做医美的态度确实越来越开放了。不仅是求美者本人，连医生也一样。以前，有些整形学界的老教授看到男性求美者来求诊，会直接拒绝接诊。

为什么会这样呢？因为我国"士为知己者死，女为悦己者容"的思想根深蒂固。有人可能会质疑，现在都什么年代了，早就男女平等了，在追求美貌的权利上当然也该一样。但再怎么平等，从事实出发，现阶段容貌对女性的束缚仍然大于男性，还是有部分女性把姣好的外貌当作巨大的竞争优势。但对男性来说则不然，除非演员等需要上镜的职业，否则外貌基本不是评价男性竞争力的核心指标。

因此，以前有的大专家压根不给男性求美者做手术，而且求美者太多了，他做不过来。但现在时过境迁，由于医美行业的爆炸式发展，医美机构的大量崛起和医美集团的广告宣传，单纯为提高颜值就诊的男性求美者也越来越多。如果专家们继续拒诊男性求美者，就意味着扔了饭碗，实不可取。当然，迄今为止，仍有很多公立大医院的老教授和知名专家对男性整形有更为苛刻的要求——只有确实达到"影响到正常生活"这个标准，才给男性求美者做手术，比如鼻子实在太塌、眼睛太小、嘴太凸。

选择做医美的理由

几乎所有的女孩，从小就会受到别人对其容貌的评头论足，这种容貌评判甚至可能来自自己的亲人，有的女孩因此变得自卑。

幸运的是，我们现在可以用医美手段来帮助有需求的求美者重获自信。但祸福相依，很多求美者也恰恰因为医美而遭受了新的歧视。

一般而言，今天还会对医美行为不加判断就直接否定的人，年龄大都在 30 岁以上。年纪较长的人可能更容易认为"原装"的好，更喜欢自然面貌。

但现在年轻一代的思维已经和前人完全不同了，"00 后"是在祖国繁荣昌盛、互联网发达、价值取向多元化的环境中成长起来的。在很多"00 后"朋友心中，医美是一种时尚，他们会开诚布公地讨论"我在哪里做的，我想做哪里"这些话题。

其实，代沟在很多领域都存在，并不只限于医美。比如，"50 后""60 后"会认为做饭是一项基本的技能，但是"80后""90 后"会觉得这不是必须会的技能：我可以叫外卖、可以请阿姨做饭嘛，总是能吃上饭的。

各个时代的人之所以很难互相理解，是由于我们价值观成形年代的社会环境不同。"00 后"处在一个节奏极快的时代，他们需要快速地被他人接纳，因此他们对医美的接受度高也是无可厚非的。

所以，说到本质上，为什么有人想改善自己的容貌，想做医美？原因很简单，一个姣好的容貌更可能给别人一个了解你内在世界的机会。为什么这么说呢？

估计很少有人会否认，内在比外在更重要。但是如果长得不好看，别人可能压根儿懒得了解你的内在。现在年轻人喜欢做医美，有的是因为将容貌视为融入社会的"敲门砖"。

必须承认，当今青年的精神压力巨大，求职过程中的外貌歧视普遍存在，这种隐性条件在客观上造成了"外貌焦虑"这一社会现象，医美也成了一部分人认知中的"刚需"。因此，在这个时代，如果谁对自己的容貌不满意，想稍微做些改善，也无可非议。

通过改善外貌提升自信的案例是数不胜数的。比如有小姐姐之前因为眼睛比较小，整个人显得缺乏生气。但是在做完了双眼皮后，整个人焕然一新，对自己有了信心，开始学习服装搭配和化妆，同事都夸她变漂亮了。人变得开朗，工作也更顺利。

这样的连锁反应是很常见的。

胖天使的老师接诊过一位职业模特。当年，她十分苦恼，即便自己非常自律，饮食和锻炼都控制得很到位，但在选美比赛上还是次次折戟沉沙。后来她才发现，原来其他参赛选手都做了轮廓手术，让身材变得更好。于是她找到了我的老师，通过吸脂隆臀手术把腰臀轮廓塑造得性感漂亮。最终，她在与包括韩国、巴西等国外佳丽同场较量的国际大赛中一举夺魁，从此走上职业巅峰。

　　然而，社会的主流审美标准也在不断变化。21世纪初，面部整形是个流行趋势，做过整容手术的才叫时尚，当时的求美者生怕别人看不出来自己整过容，以至于但凡做双眼皮，一水儿的"欧式大宽"，垫鼻子全是"希腊高挺"，做下巴恨不得尖成锥子。这导致当时普遍整得比较夸张。记得胖天使以前看过一特逗的片儿：讲一姑娘被绑架了，被绑在椅子上，她是怎么逃的呢？姑娘一下决心，用自己做过的下巴"啪"一戳，把自己胸部假体给戳破了，然后那绳子松了，她就跑了。这当然是个笑话，但确实说明当时大家都希望别人能看出来自己整过。这和现在大家出门带名表、开名车是一个道理。

　　随着社会发展、经济繁荣，大家逐渐都能做得起医美了。谁不想美啊，于是就开始"卷"，在班里头、办公室里头，甚至在一个寝室里头，都能疯狂"内卷"。你说大家全长得丑吗？不可能。大多数人肯定是长相一般的，你说不上来好看或者难看。有一批是长得特别好看的。剩下的一小小小拨人，那是真正长得丑的。

　　为什么长相不满足正态分布？漂亮的跟丑的比例不是应该1:1吗？还真不是。因为长得特别丑的，除非是真的特别有能力，不然……他容易没后代。这是达尔文告诉我们的。甭说人，就连鸟儿，还找一好看的交配呢。

　　回到之前的问题，人都挺美的了，为啥还要"卷"啊？有的人心里想着，自己的内涵不足就只有通过及时调整外观，才能做到步步紧跟潮流，不被时代淘汰。但这明显是个谬论，是某些媒体和美容院散播出来诱导大家花钱的。

　　近年来，随着"妈生脸"概念的普及，主流审美理念已经不再是追求特别夸张的造型，而是推荐在现有的面部基础上仅做微量调整，主要应用光电和注射技术来改善求美者的肤质和皮肤状态。说白了，现在的理念就是"修图只用滤镜"，别改纵横比或者加其他乱七八糟的美颜效果。

胖天使认为这样的审美发展趋势是良性的，值得宣扬，因此我经常跟求美者说，千万别想着做完医美之后就"大变活人"。做完医美之后，最好的状态就是明天去上班的时候，同事看见您第一眼的反应是"呦，今天你显得真精神！"而不是"哎，你谁啊？"

本节最后，胖天使把话再说开点儿。如果做医美，是为了好看，为了年轻，为了开心，那么就没毛病。但一定要在考虑充分、评估恰当的情况下去做，别带着其他目的。

您想清楚了吗？

什么是理性医美？

理性医美指求美者应该做好时间与空间的充足准备。

时间准备是什么意思呢？正常来讲，医美手术都应该是择期手术。所谓择期，就是求美者初次面诊结束之后，到实施手术前再等上两三个月。一般情况下，人不会在几个月之中一直都处于焦虑状态，所以这期间求美者首先要把自己的思路捋顺，确定自己真想做，而不是看了某个广告或者受了某人的精神控制，受了刺激一时冲动，被容貌焦虑裹挟；其次，求美者在这段时间内还必须多查资料，充分了解手术内涵，无论从网上、学术会议、期刊，还是从其他医生那里都可以。

当然，创伤修复类手术不算在内，这属于急诊。

而空间准备，是指求美者在动刀之前尽量货比三家：多次在多个医院面诊，尽量丰富知识储备。

医生的态度对求美者能否理性求美也很关键。还拿我的老师当范例好了，作为国内鼻整形的知名专家，老师通常需要求美者在不同时间至少面诊三次，才会考虑做这台手术：第一次面诊，评估情况，明确指征和风险，但不着急做，让求美者再回去想想清楚；如果时隔三个月，在反复就诊沟通的过程中，发现求美者在不同心境、不同状态下的医美需求一致且合理，这时才真算有了手术指征，可以动刀了。老师常说，这种态度，是对求美者的负责，更是对医生自己的负责。

医美，度是关键

大家都知道，凡事物极必反。有些网红，整得夸张到大家普遍觉得不好看了，那这事儿必然就过了。

比如，一个单睑小姑娘，想割个双眼皮，完全属于合理需求。但如果您既想做双眼皮，还要求把眼眶整个撑大，内眦外眦全开，再做个眼睑下至，眼睛大得跟漫画主人公似的，那就出问题了。

同样，如果求美者本身中面部基础太差，鼻子最多只能做翘鼻的，却非要做个高挺的希腊鼻、水滴鼻，那做出来的效果只会特别假，与求美者本人的脸极度不匹配，显得不伦不类。求美者如果来公立大医院要求做这类夸张的手术，多半会被医生劝退。

说一个人美，单说哪个点好看是没有意义的，一定要看整体的和谐度。无良机构会忽悠求美者做各种微整，比如调个眼角、动动下巴，但有时候求美者会发现越做越难看，就是这个理了。

先把眼睛做大了，又觉得鼻子不够高，于是在鼻子上方填充玻尿酸，导致鼻根变宽，这样鼻子就也变大了；眼鼻都大，就显得嘴太小，索性再把嘴做成 M 形微笑唇；眼鼻口都做完之后还不过瘾，又去磨磨下颌角，推推颧弓。最后，整个脸上各个器官都堆在一起，大眼睛、大鼻子、大嘴、小下颌，生生把人整成了"妖精"。

当整形科医生这么些年，胖天使除了见过了为了饭碗无奈整容的演艺圈人士，碰到过不少有上述夸张要求的求美者，也经常遇到做过全脸整形的求美者来做修复。胖天使真的一点儿也看不出有些医美效果美在哪儿，只能够感受到求美者无穷的焦虑与压力。容貌焦虑，大可不必。您说不去整，还真能丑死吗？不可能的。退一步海阔天空。

但遗憾的是，过度整形的求美者并不罕见，而且有些还算幸运，因为没整出什么大毛病。我们在网上有时候会看到一些新闻，说有人 10 年整容 500 多次，整到没个人样了才来医院做修复，向医生求助："我现在好丑，怎么办啊？"

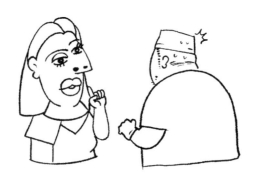

没得修。已经整废了，回不去了。人的五官是相互牵制的，看似每项整得都挺美，但是合起来就不伦不类——全是精品的时候，就没精品了，整个变成一团糟粕。就像 NBA 中，魔皇神佛鲨 ① 都是最牛的球星，但把他们都放在一个队里，未必能赢得比赛；再比如一个科室里，全是资深教授，没住院医生，那用不了一天这个科室就得瘫痪——谁管写病历啊？

不夸张地说，任何医美项目，只要做过度都会产生反作用。以玻尿酸为例，虽然号称纯天然物质，但其实注射进人体的玻尿酸并不能完全被吸收。说到底它还是异物，如果总是在同一位置注射，这处的组织就会形成外包膜，把玻尿酸包裹起来。而且就算玻尿酸再怎么亲组织，只要有交联剂存在，人体就还是会产生排异反应。排异反应可以是很轻度的炎症，比如红肿、轻微疼痛，这些一般不会有什么大问题。但是，如果日积月累不加节制地使用玻尿酸，就会导致身体出现炎性纤维结节，甚至诱发肉芽肿性增生，最后形成一个永久存在的皮下大包块。

此外，过度注射还可能造成瘢痕性纤维条索，影响面部正常活动。就像手上被刀切个口子、留下疤一样，皮下同样会产生疤痕，大量留存的疤痕与无法恢复的断裂弹性纤维共同限制了面部表情肌的活动。久而久之，脸就变僵了。

有求美者到协和来，说自己脸上之前打了某种东西，现在觉得没打好，想取出来。但查磁共振后医生就会发现，面部皮下的不明注射物已经和求美者自身的筋膜、肌肉、骨骼、韧带粘连在一起，形成一大块疙瘩了。怎么取呢？根本取不出来。

---

① 指美国篮球明星埃尔文·约翰逊、勒布朗·詹姆斯、迈克尔·乔丹、蒂姆·邓肯、沙奎尔·奥尼尔。——编者注

再比如，我们双侧下颌角的上方有两坨肉肉，学名颊脂垫。有的人嫌自己脸大，想把这两坨肉给去了，嘿，搞个小"V"脸，让脸显得特精致。但是，这会出现什么问题呢？

颊脂垫是我们的中面部皮下脂肪室（俗称"苹果肌"区域）的重要物理支撑。虽然有颊脂垫的脸确实比没颊脂垫的脸显大，去掉颊脂垫后的一段时间内脸可能显得小，但是由于人类的衰老过程是一个与地心引力不断抗争的过程，所以随着时间流逝，脸会逐渐垮下去。

去掉颊脂垫会急剧加速面部衰老，20岁时看着还能像20岁，到了30岁时，看着就像40岁，一过40岁，看着就像老头儿、老太太了。而且这个过程还完全不可逆。因为这种下垂并非生理性质，而属于自己给自己"挖坑"，自己把自己脸上的"地基"给挖了，再追悔莫及，想做个热玛吉把它撑上去，没戏。

因此，如果有求美者想做去颊脂垫的手术，靠谱点儿的医生多半是要劝退的。

人都知道，破镜难重圆。把一包盐撒到水里，后悔了，想把盐和水再分开，但对不起，做不到，这世间确实没有后悔药。

我们都是成年人，要学会承担责任，为自己的行为负责。

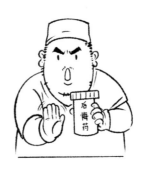

可能有的同学看到这里有些害怕了：年轻时做的医美项目，老了之后都会导致情况变得更糟吗？

当然不是。只是您要把握好医美的度，适可而止，而且做任何项目之前，您首先应该要想到的就是失败后的退路。通常来说，公立医院能做的项目都是相对比较安全、可逆的，比如假体隆胸，如果觉得做得不好可以取出来；用自体耳软骨加枕后筋膜垫鼻子，就不会像用膨体那样，不会出现异物感染导致毁容的情况；肉毒毒素瘦脸，效果只管半年，之后就恢复原样。

胖天使自己的主业是脂肪轮廓手术，比起大面积而粗糙的脂肪抽吸，我宁愿给求美者塑造一个局部精巧的轮廓，坚决避免脂肪抽吸过度。所谓小心驶得万年船，吸得不够，下次再吸点儿修平了，就好看；但一激动，给人家吸多了，形成个大坑，到哪儿补脂肪去？

医疗的天花板是让患者满意，但比起天花板，地板更重要，它叫作"不伤害患者"。

最后岔开话题，多说一句，上文提到这种没事就在脸上瞎捣鼓的过度医美案例，基本只出现在东亚。其实放眼全球整形界，西方人不像我们亚洲人，他们对面部微整形的热情并不高，而更钟情于整体轮廓的改善，而且能玩出花来。以男性乳房发育手术为例，在我国一般就是在双侧乳晕下方做小切口，抽吸掉腺体旁边的脂肪，再切掉多余腺体，整平，结束。而西方人的做法是，同样先切腺体，但是脂肪吸得很少，不全吸掉，反而把多余的脂肪打在胸肌四周，把男乳重新雕刻成健美胸肌的样子，此类轮廓手术在西方很受欢迎。当然，如果这种"胸肌骗局"配上个啤酒肚，特别是在泳装派对上，那当事人还不得尴尬得马上找条地缝钻进去？

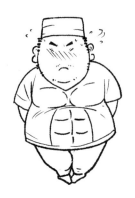

医美是有钱人的专属吗?

要讨论这个问题,首先我们要定义什么是有钱。

有报道称,女性求美者做医美,每单的客单价约为 2 000 块,男性求美者的客单价则大约为 7 000 块。也就是说,男性求美者不做则已,一做就挺能烧钱的。但其实以上数据应该是中位数而不是平均数,现在咱们做医美的朋友,大部分还是工薪阶层,钱要一分一分省着花。由于私立医院有价格优势,而且经常搞各种促销,因此私立医院远比公立医院人气火爆。

比如大学一个宿舍里 4 个姑娘,有 1 个人去私立医院打了水光针,打完之后皮肤特别好,其他姑娘看了也想打。那么在这家医院里,单人打可能是 1 000 块,如果 4 个人一起打的话,一共就只要 3 000 块,外加小蓝瓶、小绿瓶、小白瓶。要是一次性办一张 5 000 块的卡,居然能给打 8 次,还送大礼包,这叫人如何不心动。

于是这 4 个姑娘就光速"入坑"了。所谓"一入医美深似海"，没听说谁做了一次就再也不做的，因为做过的都知道好，特别是一些只改善一丢丢的项目，比如水光针、光子嫩肤，价格也不是特别贵。很多求美者就想，不就是少吃两顿大餐，少买点儿奢侈品的事儿嘛。医美，就算省吃俭用，也得挤出钱来做。

但胖天使心里认为，因为容貌焦虑而"坚持"做医美并不可取。每次门诊，我都能遇到一些长得很美的女生问我："我要做什么？"

我会告诉她，您什么都不必须做，我只能说哪些地方是可以做的。

你问什么人必须吸脂？没人必须要吸脂，胖就胖呗。

接着讨论医美贵不贵的问题。客观地讲，大部分医美项目的价格并非贵到离谱，还是工薪阶层可以接受的。但也有特例，比如有些不正规的机构声称可以让全世界顶级的"医美大师"过来给您做手术，让交几百万"大师"出场费，这就是纯粹的"智商税"了。且不说"大师"是不是真大师，啥大师也不值上百万，更何况那些机构可能只是让您看看人家真人长啥样，等麻醉后人家未必真的亲自动刀。看"大师"还不如买张票去动物园看看狮子。

不过也有那种真挺贵的项目，比如假体隆胸，可以让厂家利用 3D 打印技术为您量身定制只属于您自己的假体，这种自然价格不菲。而且不光有乳房假体，丰臀乃至颅顶增高假体一样可以定制，道理相同。这是贵在材料的项目。也有纯粹是由于技术要求高或者工作强度大而收费较高的项目，比如吸脂和植发。

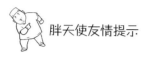

胖天使友情提示

胖天使要提醒大家，量入为出、理性求美，钱得花在刀刃上，别被"割韭菜"，交了营销"智商税"。

怕疼怎么办？

有的同学不敢做医美是因为怕疼。"我平时在医院抽个血都晕针，医美肯定是做不了的。"

问题：做医美是不是都很疼？

答案：分项目。

玻尿酸、肉毒毒素这种注射项目，其实都不算疼，那针头跟蚊子嘴似的，比抽血输液用的还要细很多。只要医生手法过关，别拿着针捅来捅去，您一点儿都不疼。

至于需不需要敷麻药，这跟注射部位相关。比如颈纹，填充颈纹需要打很多针，注射部位又浅，脖子皮肤又敏感，求美者是一定要敷麻药的，不然一定会疼得嗷嗷叫。

一般来讲，眼周这种皮肤比较薄的地方，医生会建议求美者敷麻药，不过最终敷不敷还得患者自己决定。敷麻药需要在门诊多待上半个小时，不敷麻药三分钟打完走人，而且疼痛大概率也在能忍受的范围内。时间成本换舒适度，如何选择？仁者见仁，智者见智。

和注射不同，不少光电项目还是有点儿疼的，像是点阵激光、黄金微针等，求美者肯定得敷麻药。而且术后麻醉作用消失后，求美者还可能继续出现一段时间的刺痛或灼热感，当然一般是能够忍受的。

再说开刀手术。

无论是局麻还是全麻手术，求美者通常只在麻醉的时候疼，做手术时其实不疼，特别是全麻，求美者麻醉之后直接不省人事了，什么疼痛也感受不到。

大家要明确一件事，咱们求美者是有要求无痛的权利的。

人最基本的权利是保证自己的生命体征保持平稳。什么是生命体征呢，以前说 4 条，缩写叫"TPRBP"，其中 T 是体温，P 是脉搏，R 是呼吸，BP 是血压。2004 年，世界卫生组织将疼痛确定为继体温、脉搏、呼吸、血压之后的"第五大生命体征"。要求维持生命体征平稳，自然包括了无痛。所以，求美者在做任何项目时，要求使用麻药来减轻疼痛，那都是合理的，医生必须满足。当然，亦如前文所述，敷麻药的主要成本是时间。

说句题外话，麻醉这事，也是有大讲究的。实施麻醉的医生一定要有相应资质，而肉毒毒素这种药更隶属于被严格管制的毒麻药品。打肉毒前，求美者应该让医生开具一张名为"毒麻处方单"的粉色特殊处方单。这张单子与一般处方不同，只有具备麻醉资质的医生才能开，开具后更需要入库留存数年之久。

 划个重点

做医美疼不疼，要分情况，而且求美者有权要求无痛。敷不敷麻药，除了听医生建议，求美者主要还得考虑自身时间是否充裕。光电注射项目大概率不太疼，而开刀手术，除打麻药本身之外，术中都不疼。至于术后疼不疼，小手术一般没事，但像是隆胸、吸脂、面部截骨这种大手术，术后求美者还是会实实在在疼上好几天的。

别当不靠谱的求美者

"医生，我觉得那个女明星的眼睛特好看，我想做成她那样儿。"

"我觉得照片上的人的下巴好看，我也想做得那么尖。"

……

怀着这种愿望来做医美的求美者特别多。

看着别人好看，想让自己也好看，这是非常正常的心理。

虽然求美者看上了某个明星的某个部位，但是能不能做得像人家那么好看，适不适合自己，那就另说了。您如果整个面部都很平，但非要做个高耸的鼻子，那结果出来之后一定是不伦不类的。

曾经有位男性求美者来协和就诊，说想做一个吴彦祖那样的鼻子。但他本人基础是这样的：中面部凹陷，鼻子又低又短，鼻尖圆钝，鼻梁塌陷，还鼻翼分离。跟鼻子形成鲜明对比的是，他还长着一双水灵灵的大眼睛。

我看到这情况，非常直白地告诉求美者：您基础太差了，做不成吴彦祖，我们做不出来。

也许求美者听了之后第一印象会是，这医生手艺不行啊。但我想跟大家说句实在话，如果一位医美医生直接跟您说，这东西做不到、不会做，且不论他技术如何，起码从人品上，应该还挺诚实的。因为医生不是万能的，行就行，不行就不行，对求美者和医生自己都要负责。说话不吹牛，总比手术做求美者不满意了，医患掐一架来得强吧。

医美带来的烦心事

不是闹着玩的并发症

有人问胖天使，打完玻尿酸、肉毒毒素后，觉得太阳穴有点儿疼、酸胀；吸完脂肚子有点儿肿，要不要紧？

问题不大，这并不算术后并发症，而是正常现象。可以吃点儿布洛芬之类的非甾体抗炎药（NSAIDs）来缓解疼痛。

那么，真正的并发症是什么？

这里先交代两个概念，合并症和并发症。

先说合并症，它指的是术前已经存在的病，比如术前合并高血压、糖尿病、心脏病、高脂血症等。这些叫合并症。

而并发症，则指的是原本没有、手术后才出现的一些不希望出现的症状，比如吸完脂之后肚子上出现一个大血肿，呼呼往外冒血，需要再次手术；或者脂肪液化了，哗哗流脓；感染了，出现坏死性筋膜炎，患者直接进了ICU等。这些叫并发症。

有些并发症出现概率极小，比如麻醉意外、肺栓塞之类，但一出现就是要命的。

有些并发症则经常出现，比如熟悉注射类项目的小伙伴可能听说过一种叫"丁达尔效应"的并发症。

所谓丁达尔效应，用通俗的话讲，就是光透过胶体在空气中折射出了意想不到的颜色，这用高中理化知识就能解释。最容易出现丁达尔效应的就是玻尿酸注射。玻尿酸这东西，很考验医生的注射手法。打深一点儿容易碰着血管，不仅效果不明显，还可能危险，于是有的医生会把玻尿酸打到最浅层的皮下，甚至皮内。特别是在泪沟注射项目中，一旦玻尿酸打得特别浅，由于丁达尔效应，在阳光照射下，原本无色的玻尿酸就会显现出蓝色，使得求美者脸上凭空出现两道蓝色印记。这就是没有黑眼圈，愣是给打出个"黑眼圈"。

当然，这种并发症只会出现在异物胶体注射项目中，自体脂肪填充就不会出现这种现象。

还有的并发症出现概率极大。比如在乳房再造手术后，双乳不完全对称这种并发症几乎100%会出现，因为要想一次性把双侧乳房调整到大小、形状都一致，几乎是不可能完成的任务，一般都需要经过反复调整才可以。

上睑下垂矫正手术也是同理。刚做完的时候，患者都会问医生："医生，我这两边眼睛怎么不对称啊？原本下垂的这边眼睛，现在不太闭得上。"

这个并发症的出现概率有多大？

100%。

为什么呢？如果一旦刚做完上睑下垂矫正，这只眼睛直接就能闭上，那么过俩月之后，这只眼睛的上睑就又下垂了。只有在做完时即刻眼睛闭不上，远期才会是正好能闭上的。

因此，有些并发症的出现是不可避免的。那么，应该怎么办呢？

这要求医生在术前一定要有理有据地跟患者交代清楚，告知患者并发症是一定会出现的，出现了也不用害怕，不是医生水平的问题，更不是术中出了问题，并发症以后都是能自然好转，或者有办法解决的，让患者心里有数。

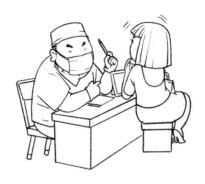

因此，签署术前知情同意书也是求美者必须走的一个流程。

如果是做全麻手术，求美者要签的不仅有手术同意书，还有麻醉知情同意书、照相同意书等。特别需要提一下照相同意书，因为整形外科不像肝胆外科、胸外科，有 CT、磁共振等影像学片子。整形外科医生可以参考的片子是什么呢？只能是照片。

如何判断医美手术质量？只能通过照片，所以照片是必须留的。当然，不经同意留取照片属于侵权行为，所以医生需要征得患者的同意。此外，医生事先也需要与患者沟通好，照片能否用于之后的学术交流，等等。

出现并发症，如何亡羊补牢

我们接下来再聊聊，如果术后真的出现了并发症，该怎么办。

我们有 4 种处理不同并发症的方法。

第一种方法叫作"立即查办"。这个方法都适用于哪些并发症？比如注射后血管栓塞。打完玻尿酸之后，求美者偶尔会突然觉得皮肤剧痛、脸色苍白，或者头晕、眼前一黑，这是在提示我们有可能出现了动脉栓塞的急性并发症。这个时候求美者千万别等着，更不能去揉，医生要立刻准备抢救，打透明质酸酶来溶栓。如果诊所没有条件的话，要立刻转到当地三甲医院急诊。记住是急诊，千万别来门诊，看门诊来不及的。因为两个小时的完全缺血就能导致组织的不可逆损伤，即便未来再恢复血供，还会有一波更加猛烈的缺血再灌注损伤。溶栓的时间窗其实非常窄，一旦发生，抢救绝对要分秒必争。

还有一个需要立即查办的并发症叫"活动性出血"。在做注射或埋线手术时，针可能会刺到血管，导致一定量的出血。大多数情况下，出血都具有自限性，就像我们去医院抽血时一样，压住了或者冰敷出血点一段时间，血自然就止住了，顶多留下一点儿淤青。但是，偶尔医生不小心用针或刀把血管剐了个大口子，或者求美者自身的凝血功能出现问题时，出血无法自行止住，这个就叫活动性出血。这也是为什么凝血功能有障碍的朋友不能做各种有创医美项目的原因。血出到体外时还好，因为医生跟您都不会去放着一个"喷泉"不管，对不对？怕就怕一些小动脉破裂之后，当时不出血，等到您回家一活动或一洗澡，体温升高了之后，就出现迟发性出血。此时，皮下很快会肿起一个大包，您会感觉到皮肤胀痛，越来越难受，皮温也会升高，这个时候您得马上回到急诊，重新开刀，或者立刻进行血肿抽吸，之后医生还要做好皮下引流和加压包扎，密切注意术区情况，避免再次出血。

并发症处理的第二种方法，我们称为"观察督办"。医学里面有一个听着特别"不靠谱"的治疗，叫作"观察治疗"，又称"期待疗法"。意思就是啥都不干，我观察您的变化，期待您有一个好结局。医美术后许多可逆的小毛病，其发展都遵循这个原理。比如上文提到的由少量出血导致的皮肤淤青，或一些轻度水肿，一般来说一个礼拜就下去了。

还有一些分到观察督办这档的并发症，虽然不需要专门对其随诊治疗，但医生可能会给求美者一些指导性意见，比如做完光电之后，如果皮肤爆痘或是起了小水泡，那么求美者就可以涂抹一些抗生素眼膏来保护皮肤，避免感染。皮秒激光术后皮肤返黑，其实也属于良性并发症的一种，这就需要我们做好防晒保湿，让皮肤尽快恢复稳定状态。再者，诸如脂肪抽吸术后皮肤松弛下垂、隆乳术后假体位置相对偏高这类并发症，则需要相对长期的观察：吸脂术后坚持穿弹力衣塑形，使皮肤慢慢地回缩，恢复弹性；隆乳术后穿合适的胸衣压迫乳房上极[①]，让假体慢慢降回正常位置。这些并发症的观察期可能会长达 1~3 个月。

再比如打了瘦脸针，打歪了，导致了单侧口角下垂这种并发症。大家都知道，肉毒的药效差不多就是半年，下垂的口角肯定是可以回来的。但由于现在肌肉神经被阻断了，而且这个并发症目前没有任何办法能解决，那就只能干等着，直到观察 6 个月之后，它自己好了才算完事。

并发症处理的第三种方法，也是求美者最关注的，被称作"择期待办"。有哪些呢？注射美容中，额纹打肉毒打多了，导致上睑下垂，眼睛睁不开了，这种情况虽然不是特别着急，但也不可能等 6 个月的恢复期吧？如果出现了这种情况，您就得去门诊约个上睑下垂矫正手术。还有上文提到的，注射填充物后出现了硬结、感染，假体出现了纤维包膜挛缩或者破裂，都属于要去

① 整形外科术语，指乳房内上、外上象限。——编者注

约手术取出填充物的情况，而且您最好去约当初做这个手术的医生。在技术水平可靠的前提下，这名医生对您当时的情况肯定是最了解的，手术中出现副损伤的概率也最小。

当然，您以前如果是在"黑作坊"做的手术，而医生已经"卷包跑路"，找不着了，那您就只能去公立三甲大医院寻求帮助了。这种内置物性质、层次都不明确的异物取出手术，一定要在术前做好影像学筛查。只有在获取了足够多临床信息的基础上，才有一定希望在术后达到不毁容的最低目标。

相应的，开刀手术的并发症会更多一点。比如手术之后切口感染了、化脓裂开了，只靠换药很难长好，而且还会留下非常难看的增生性瘢痕。这个时候求美者就得去找医生，去做清创，甚至做持续负压吸引，同时还要用抗生素辅助治疗。

此外，各种手术效果不佳的情况也属于并发症，求美者需要再次开刀去调整。比如做完双眼皮后，两边的高低差得特明显，或者某一针吊得太高了，这种情况肯定要重修的。鼻综合手术也一样，做完之后发现鼻子歪了，俩鼻孔明显不对称，也是同一个道理。另外，线雕手术之后，如果一边嘴角挂线力量特别大，面部活动时有一个不自然的酒窝，求美者也可以考虑择期返院去拆掉固定效果不佳的埋线。

手术后还有一个远期的问题——瘢痕。如果求美者因为自身因素（比如瘢痕体质）或者医生因素（比如缝合手法欠佳或者手术后出现感染等）而在医美术后出现了瘢痕增生，特别是万一出现了瘢痕疙瘩，那么整体的美学效果是要大打折扣的。有一些凹陷性的瘢痕，我们可以通过局部皮下粘连松解，外加注射一点儿自体脂肪来解决，但是大部分的增生性瘢痕只能通过手术祛除，切除瘢痕之后重新缝合。

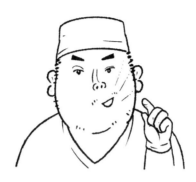

考虑到二次手术之后产生的新瘢痕可能比原有的瘢痕还要大，因此胖天使建议，这类手术最好去大医院找瘢痕整形或者创面修复专业的医生做。在术前，医生一定要做一个最合理的规划，包括手术切口怎么选，哪个方向最能减小张力，手术之后是不是要长时间压迫，是不是需要进行辅助放疗，以及祛疤药物应该如何应用等问题。

并发症处理的最后一种方法，胖天使称之为"歇菜凉办"。医生不是万能的，在医美治疗之中有一些并发症一旦出现，几乎就没法补救。比如我们上文讲到的血管栓塞：如果您打的是玻尿酸，那还有溶栓的可能性；但如果打的是自体脂肪，是硅油，那一旦栓塞就直接"凉凉"，接下来就是组织坏死，就是失明，就是脑梗，就是死亡，谁也救不了。跟这个类似的，是超声刀的术后并发症。为什么超声刀在我国不合法？就是因为它不够安全——能量过大、层次太深，容易打伤面神经，一旦损伤了面神经就是永久性面瘫。

鼻整形也有案例。鼻甲切除过多可能引发空鼻综合征，冷空气完全不经过过滤，就往鼻腔里头倒灌。对患者本人来说，真的是感觉每天生不如死，但基本没有办法修复。若整形失败或效果不佳，就需要将注射物从鼻部取出来，有时医生刮得太狠，把鼻背戳一个洞，那绝对就别想这个窟窿能被补上，因为它下面是鼻骨和鼻软骨——没有血供，怎么长肉啊？植的皮都很难成活，即使活了，在脸正中间也会留下一个终生的大补丁，100%毁容。要想修复，那您只能考虑做创伤更大的全鼻再造。

眼整形其实也有类似的并发症，像是重睑或者眼袋手术中，去皮去得多了，可能导致手术之后眼睛闭不上了，或者下睑外翻。单单这样可能还好，我们可以通过局部皮瓣手术修复。但麻烦的是，眼睛闭不上，可能进一步导致角膜溃疡。因为做双眼皮而失明的案例也是有的。再如面部提升——也就是我们常说的拉皮手术，如果去皮去得多了，您会发现整个面部完全僵死，这个也没得修，因为剩下的皮总共就这么多，只能更紧不能更松，除非您植一圈皮。

当然，比如颧骨内推、上颌骨截骨前徙这些听起来就很大的手术，其本身的难度就决定了可能会有一定的致死、致残率，更别提求美者万一再遇到一个不合规的机构，碰上一个不靠谱的医生。

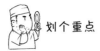 划个重点

如果出现了医美并发症，我们应该怎么办呢？希望各位朋友沉着冷静，求助于医生。遇到了血管问题，需要立即查

办；可逆病情，观察督办；效果欠佳，择期待办；如果您不重视安全，那就只能"歇菜凉办"。再次向大家强调"医疗合规"四个字的重要性，医美是严格的医学治疗，没有健康和安全，医美"美"不起来。

天哪，耐药啦！

医美是不是越做效果越差？是不是做着做着身体就产生耐药性了？相信很多小伙伴有这样的担忧。

首先，我们要明确，医美项目都是有边际效应的。像是吸脂面填或吸脂隆胸这种项目，肯定是要做两次甚至三次的，每次的效果会比之前有所减弱：第一次最明显，第二次比第一次差点，第三次再差点儿。但这也存在累加效应：最后的整体效果是很好的。医生需要在项目开始前就向求美者交代清楚。

至于像肉毒毒素注射这样的项目，总有人会问，我想通过打肉毒瘦脸，能不能打三针管一辈子？

答案是：如果您从此不吃东西了，再也不活动您的腮帮子，嗯，这也许还真能管一辈子。但是，人是要咀嚼的，特别是对喜欢嚼牛肉干、口香糖的朋友，那效果必然很快就会消失。再比如打瘦肩针，您说您特别喜欢游泳，每天练习蝶泳，那还打啥瘦肩针？肌肉刚萎缩，您就给它练回来了。

玻尿酸注射，也是有边际效应的。胖天使认识的一位著名教授说过，如果在鼻根部注射玻尿酸，建议只注射一次，如果想再做，那就用假体、肋软骨之类的来做，因为鼻根部反复注射玻尿酸之后会变宽，就不好看了。

再说热玛吉这样的光电项目，目前也有证据证明是有边际效应的。如果一年做一次，那么第一次效果最棒，第二次有效果，第三次的效果可能就没那么明显了。

为什么会这样？这是由原理决定的。热玛吉是用能量去烧筋膜，把筋膜烧紧，使之变得紧绷。但肉能无限烤，烤得越来越小吗？当然是不能的。因为烤着烤着，肉就失去弹性了，张力到头了，这也就是热玛吉技术的极限。

所以，就像前文提到的，做医美，度很重要。

效果不满意？

在医疗界，特别是整形医美界，有太多太多说不清楚的官司了。什么意思呢？求美者找医生做手术，做完了之后不满意效果，来投诉维权。拿着个术前照片一比，患者一把鼻涕一把眼泪地说自己毁容啦！医生却一脸无辜：您明明比之前好看啊。

公说公有理，婆说婆有理，这种时候就超级麻烦。

比如我嫌这双眼皮做得有点儿窄，觉得这个鼻子做得不够高，打了苹果肌后感觉鼻唇沟加深、变老了，这些大都是主观感受。且不说医生跟患者的意见不合，就连不同医生的审美标准都不一样。

于是这类维权就会旷日持久，从医务处升级到医疗调解委员会，最终再到法院进行民事诉讼……从头到尾打个两三年官司的案例比比皆是。而像这种清官难断的案子，最后大概率也就是折中处理。有的案子花了三年时间定案，最后宣判医生友情赔偿患者 1 500 元精神损失费，还不够求美者这几年跑法院的路费。

大家觉得这样的结果算是维权成功吗？从判决上来说，求美者好像看起来赢了，但求美者搭进去三年的时间、大量的精力，感觉是伤敌一千、自损一万。

怎么办啊？您真要想在这种医美官司中立于不败之地，快速高效维护自身权益，就得时时刻刻用法律来武装自己。

比如一个医生给您打了水光针，您要是因为觉得"效果不理想"而投诉他，那大概率会失败。但如果您拿起法律武器，查出来这个医生不是医美主诊医师，或者您术前没有走过谈话、签知情同意书等必需流程，再或者注射物中有您知道的、明确的非三类"械"字号产品，您带着这些证据再去维权，去上诉，法院就会按照法规，直接按医疗违规处理，让您瞬间获胜。

当然，这里特别提醒大家两件事。

第一，千万别知法犯法。比如在医疗过程中不经过医护人员同意就录音、录像，这个属于侵权行为，取得的证据是不被认可的，而且偷拍、偷录本身就是对医护人员的直接威胁，对维持正常医患关系有百害而无一利。此外，您千万不能在维权过程中自己去偷拍或撕毁病历，甚至伤害医护人员，因为即使您占理，判决都可能会因为您的违法行为而逆转。

第二，胖天使希望大家在求医求美过程中不要总带着一种"失败了就告"的想法。我相信，如果您跟一医生说，如果做失败了，我就投诉，那这医生估计就不愿意给您做手术了。

医疗是建立在互信基础上的、非常特殊的服务行为，它本身就存在一定的失败可能。事实上，法院在评判纠纷的时候，也不是只看医疗结果，而是更关注造成的这个问题是否与医护人员的违规行为相关联。

我相信，大多数医生在初见患者的时候，肯定是怀着"要把人治好，要帮求美者变漂亮"的心态。所以，作为求美者，大家最好尽量以平和的心态来跟医生沟通——自己想要什么、医生能做什么、有什么风险。最后，如果您充分信任这个医生，那就做；如果您不太信任，那您干脆不做，不就完了嘛。与其担惊受怕，还想着留后路去投诉，不如让自己免受一回罪。多少钱能买您切肤之痛啊？

这一节可能让您感觉有点儿不开心，但医疗纠纷的确是个很实际的问题。我们一生中或多或少都会跟医院打交道，在就医过程中遇见不愉快的事情也在所难免，维权是每一位患者的正当权利，大家都应该学会妥善地使用它。

医美江湖上的那些传说

不要满脑子问号就开始做医美

大家在求美过程中普遍会遇到一个问题，那就是"假医美"。假广告、假机构、假医生、假药品等等层出不穷，有的虚无缥缈，直接一假到底；有的却是真伪难分，扑朔迷离。

如何选医美机构？

那么，我们在求美过程中如何识别靠谱的医美机构呢？

所谓医美机构，也就是我们常说的医院或者医美诊所了，发廊、美甲店和洗浴中心不在讨论之列。资料显示，我国正规的医美机构的数量呈现二八开的格局：公立医院占二，私立医院占八。除此之外，还存在大量不正规的医美机构。它们从何而来呢？也许它最开始就是一家理发店，然后老板灵机一动，将理发店改名叫美发店，然后美发店再摇身一变，成为美容美发店，最后老板找个二三线明星，走个秀，再骗个有医美主诊医师资格的人来当挂牌院长，于是美容美发店改头换面变成"某某国际整形美容中心"。很多"黑店"就是这么来的。

要是论性价比，基本上，私立医院的性价比是要比公立医院高的，当然其中会有一定的营销成分。但如果您掌握了充足医美知识的话，一般来说去大型私立医院的性价比确实比去公立医院要高一些。做医美前，我们得学知识。

我们找靠谱医院的第一步就是用知识武装自己。如果第一步就错了，稀里糊涂到了个黑店小作坊里，那后面必然"凉凉"。

但是，要想查某个私立医院到底靠不靠谱，说实话，这事儿还真有难度。别说私立了，就算公立，可参考的也不多，最权威的排行榜是复旦版医院排行榜。

虽然医院靠不靠谱很难说，但至少有一个途径能让您知道这家医院合不合法：我们可以在电脑或手机上搜索"全国医疗机构查询"，登录国家卫健委的查询网站，里面收录了国内所有正规医疗机构的名称，包括它的医院分级。只要是您在这个网站查不到的医美机构，100% 都是不合法的。

我们在网上搜索后，发现有个机构是合法的。哦耶，好开心，可以进行下一步了！于是您决定去做一个上颌骨截骨前徙术。不过，这是个难度颇高、有一定风险的大手术。那是不是只要是合法正规的机构，都允许开展这种大手术呢？

怎么可能？！

上文提到，我们不仅能在网上查询到医院是否正规，还能够查到它的分级。根据医院的职能、能力等因素，我国把全国医疗机构分成了三级九等。最高是三级甲等，也就是我们所说的三甲，最低是一丙。而各项医疗操作技术，根据难度和风险，从低到高被分为一级到四级。

注射美容一般被定为一级，而上文提到的上颌骨截骨前徙术，毫无疑问是四级大手术。国家卫健委规定，三级手术要求在二级以上的医院进行，而四级手术只能在三级的大医院开展。大部分私立医院属于一级医院，足以处理大部分的医美项目。但是，对于有严重合并症或者需要进行高危手术的患者，私立医院可能并不是一个最优的选择。

说到这里，我们再深入一步，去公立大医院做整形美容项目是不是就高枕无忧了呢？也不是。国内很多医院有整形外科，但它们中间有相当一部分其实是披着三甲保护罩的私立医美机构。这个套路叫作"外包"。

怎么办？请再次上网搜索，查询复旦版医院排行榜。这个排行榜是由复旦大学医院管理研究所提出来的，是我国权威性较强的医疗机构排行榜，每年更新一次，收录了我国整形外科专科排名前 100 位的医院的名称。这个榜单主要针对公立医院，能够上榜的医院毫无疑问是值得信赖的医美机构。因此，不要再去网上打听或者问某人"某某公立医院的整形外科怎么样"了，我们的亿万群众和同行专家已经给过您最客观的答案了。

上文说了这么多去公立医院正规啊、安全啊，我相信大部分的朋友们都明白这个道理，但是，我国 90% 以上的医美消费仍然是在私立医院产生的。为什么呢？

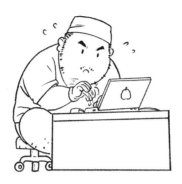

第一是宣传。您随便找个三甲大医院的网站，上它的整形外科页面看一眼：热烈庆祝某某医疗协会成立、某某基金中标、我科又创新高……您放眼望去，就跟看天气预报似的，心如古井，起不来半点儿波澜。

我们拿私立医院的主页来做一个对比：上来就是一个对您眨巴眼睛的超级大美女的照片，她好看到令您"窒息"，就想点击右键另存；底下还有一排金光闪闪的诱人选项；配图中的模特要么青春靓丽，要么飒爽迷人，让您除了动心，还是动心。

第二是服务。公立医院医生对患者更多的是一种威严性的、家长式的态度，而私立医院的医生接待求美者的态度更接近于"伺候"客户，让求美者如沐春风。

第三是价格。做相同的医美项目，私立医院普遍要比公立医院便宜，而且还经常有各种促销活动。

鉴于以上三大原因，会有相当多的朋友，甚至是我们公立医院自己的员工都会选择去私立医院进行医美消费。

那么，什么样的私立医院靠谱呢？胖天使再教大家三大判别方法。

第一是人，也就是谁来做手术。一般来说，靠谱医院的主诊医师都是有一定临床知名度和学术地位的，您千万别看广告宣传页上的"院长、主任、专家"之类名头，这些都不靠谱，要看这个人的真实履历。胖天使曾经"自黑"过一波，说自己资质愚钝，26岁才博士毕业，又过了5年之后才有出门诊的资格，事实上放在大医院里基本上都这样。

如果您认准了一个医生，那就好好地去翻一下他的履历：本科上的哪儿、哪年博士毕业、在哪所大医院就职过，以及搜索一下他发表过什么文章、有什么学术成就，他的学术方向和临床专业是不是对口。最后我还得特别说一句，在网上放满成功案例照片的医生和敢于把失败案例分享出来的医生之间，后者绝对更值得信赖。

第二是价格，要想知道私立医院究竟应该比公立医院便宜多少，您得对各种医美项目的基本价格有个初步认识。比如有人跟您说注射咬肌的100单位的进口肉毒毒素，800块钱，您想都不用想，它一定有问题，因为这个价格都够不着成本价。私立医院是要经营的，投放这么多广告，这么费劲宣传，最后能让您占便宜赚了他的钱，逗谁呢？

那具体某一个项目需要多少钱呢？其实很简单，您完全可以去当地比较有名的三甲医院的整形外科就诊咨询，公立医院价格的80%左右就是私立医院的合理价位，再低的话，我们就要怀疑它的有效性和安全性了。一言以蔽之，便宜绝对没有好货，当然不便宜的也未必是好货。

最后就是医疗流程了。正规私立医院的诊室、手术室和公立医院的标准其实是相同的，都必须满足相应的无菌条件。有些不合规的机构为了节省成本，美其名曰为了求美者的便利，把手术操作放在求美者家里，甚至在旅馆的床上进行，这已经不仅是违规了，而且属于严重的违法行为。手术前抽血检查、全麻大手术前做心肺评估、规范签署手术同意书，都是正规医疗流程中不可或缺的步骤。这些看似繁琐的流程的正确执行，决定了万一您出现并发症甚至医疗事故的时候，您能有充分的维权理由。

有的小伙伴可能会觉得，现在的私立医美机构这么多，一部分原因是公立医院的医疗资源有限，无法满足求美者日益增长的变美需求。然而事实是，公立医院整形外科的号常常挂不满。这和公立医院价格高有一定的关系。此外，很多人还对公立医院有一个误解，那就是认为公立医院医生的审美"落后"于私立医院，一点也不"潮"。可能有的求美者心目中的医美医院，应该是自己进了诊所大门后，就有美女扭着腰、踩着大高跟鞋过来，把果盘端到面前，要的就是这种感觉，认为这就是专业。而人们之所以会形成这样的观念，与各种错误宣传关系很大。

不过话说回来，公立医院的医生确实不太懂得包装自己，整天忙得晕头转向，衣着就是白大褂加拖鞋，在观感上确实和"九头身"的小姐姐没得比。

究竟选择公立还是私立，要讨论这个问题，我们还要确定求美者的身份。求美者到底是患者还是消费者？如果他是患者的话，他追求的是安全；如果他是消费者的话，他追求的是物美价廉。每个人都需要在需求中间做出平衡，大家都有自己心中锚定的那个位点。我想要更便宜一点儿，更快捷一点儿，那有时就不得不损失一定的安全性。当然,这是在技术有一定保证的情况下,不排除有些地方又贵又不安全。

我们在做出决策的时候,要找到让自己舒服的位点,毕竟变漂亮是为了愉悦自己。

如何找靠谱的医生?

诸多行业报告指出,我国每百万人中只有不到 3 位整形外科医生,有资质的整形外科医生供不应求。

但整形外科医生还未必是合规的医美主诊医师。

首先,我们先来区分一下主治医师和主诊医师这两个概念。

所谓的主治医师,就是这个医生可以自己做手术。不过国家卫健委"粮票制"的主治医师和医院聘的主治医师是不同的。国家卫健委认证的主治医师只需考理论,背书就行,和医院聘的主治医师区别可大了去了。以协和医院为例,医院聘主治与否,除了临床工作外,还要看教学量、基金申请、SCI 和核心期刊发表等科研指标的,而私立医院聘主治一般只看临床工作量。

所谓有资质的整形外科医师,一般指的是整形外科主治医师。

而主诊医师,则是国家卫健委组织评选的。评选条件有两个:一是医生从事整形外科等相关专业临床工作超过 6 年,二是有执业医师资格。除了整形外科,口腔科与皮肤科的主治医师也可以申请医美主诊医师。

看到这,朋友们可能已经绕晕了。啥跟啥啊,我完全分不清!这种东西在网上又查不到,而且这医生还顶着一堆"院长、国外专家、国际主任"之类的头衔,我怎么才能知道他究竟是不是正规医生？

胖天使个人认为，国内的医美医生，只有在大医院有挂靠，能查到其真实资质来源的，才值得信任，这其中当然也包括曾经在大医院任职，之后辞职"下海"去私立医院的医生。总之就一条标准：必须能查出来他现在或曾经在哪家医院任职过，以及是什么职称，否则无论机构给他标注"院长""国际知名""美国博士""韩国认证"……这名医生都不值得信任，所有的头衔都不如一个公立三甲医院的主治医师头衔来得靠谱。

那么，如何继续深入了解一个医生是否真的适合您呢？

胖天使的观点是，做医美看医生，主要是要看他发过哪些文章，看他的主攻方向是什么，看他在全国大会上有没有发言，而不要去看他吹嘘自己是什么院长、专家，这些头衔都不代表他真正的临床和学术水平。

查医生的资质有一定难度。不过，一般主治级别以上的医生都是发表过文章的，因此如果想查医生的资质，您完全可以顺着他发表的学术文章查。这样，医生的学历、工作经历、所在医院就都能顺着文章查到。

如何判断这个医生的学术水平呢？如果您的英文好，可以去PubMed官网[①]，查他发表的英文、特别是 SCI 文章，这最能说明问题。如果您英文水平一般，其实也没问题，可以上知网或万方数据库查这个医生发表的中文文章。我国整形外科学界最权威的期刊是《中华整形外科》杂志，能在该杂志上发表文章，就代表该医生的学术水平有保障。

---

① PubMed是由美国国家医学图书馆（NLM）、美国国家生物技术信息中心（NCBI）开发的免费资源库，收录来自生命科学期刊和在线书籍的生物医学文献。——编者注

还有个方法，那就是看这个医生敢不敢在全国同行面前展示他的技术。如果做医美，那就得在中华医学会整形外科分会或皮肤性病学分会的全国大会上发言。稍微有点名气的医生，基本上都在全国大会上有多次发言。同行认可他，自然说明他的临床技术值得信任，其他一切的头衔都是包装，没啥用。

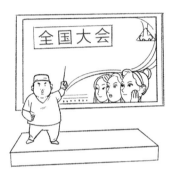

这里胖天使还有一个独门诀窍分享给大家：有些医生有自己的宣传平台，会分享他做的案例。如果这个医生敢于分享自己的失败案例，那么他大概率是个靠谱医生，勇于承认自己在某个案例中做得不成功，需要怎样去修复，在哪方面还有待进一步探索。同理，如果哪个医生敢于在公众平台上探讨自己做手术时出现的并发症，那他一定是真正的"大佬"。

有的小伙伴可能还会问，我们如何判断一个医生的审美水平？

说实话，审美这件事情太难判断了，因为每个人的审美标准都不同。有时候一些知名老专家和年轻求美者的审美就对不上。老专家觉得双眼皮宽点好看，年轻人就是想要窄的，那这"生意"就谈不成。

医学生在上学的时候是没有专门修过审美相关课程的，因为医学生中最后从事医美行业的不足千分之一，学校没有必要为这小撮人单开一门审美的课程。但作为整形外科的医生，即便他不能断言什么是好看，至少也应该知道什么是标准的。

就像大家知道的"三庭五眼"①"四高三低"②，这些叫作人体标定点，医生心里都应该有数。

不过，审美之所以玄，还有一个原因。随着时代的变化，人们对美的认知也一直在变化。五年前，最流行的鼻形是"希腊鼻""韩式小翘鼻""水滴鼻"，而现在最流行的，叫"妈生鼻"。什么意思？妈妈生出来的鼻子。这就像是做分子料理，弄了半天，让人看不出来是做的，才是最好的。

也许过两年医美圈的审美风潮又会变，谁知道呢？因此，胖天使个人认为，评判"审美"是否符合潮流，和医生靠不靠谱关系并不大，反而是能够坚定自己的审美标准，不为潮流所左右的医生，更值得求美者信赖。您说，那他的审美和我想要的样子对不上，怎么办啊？那就换个人做呗，全国又不是就一个人靠谱！

挂号与就诊前的功课

前文提到，医美项目横跨好几个科室，整形外科毫无疑问，也涉及皮肤科，与口腔科和中医科也靠点儿边。那么，求美者应该如何判断自己应该挂哪一科呢？

---

① 三庭五眼指人的脸长与脸宽的一般标准比例。"三庭"指脸长比例，分别以眉骨、鼻底为界将脸的长度三等分；"五眼"指脸宽比例，从左侧发际到右侧发际，以眼形长度为单位，脸的宽度应能分为五等份。——编者注

② 四高三低指额部、鼻尖、唇珠、下巴尖四处高，两眼之间、人中沟、下唇下方三处凹陷。——编者注

大部分来找胖天使的患者根本不知道自己应该挂哪个科室。有的是来咨询咬颌不对称、牙齿畸形等口腔问题的，有的是来咨询皮肤问题的，比如扁平疣、麦粒肿、痤疮、鸡皮肤，等等。

那么此时对医生来说，需要做的是对这些问题都有所了解，能给求美者指引一个方向。我可能看完了不会做，但是我能告诉求美者，您应该去挂哪个科室的号。事实上，就算是在同一个科室，每个医生擅长的项目也都不一样，胖天使个人的主攻方向是体型雕塑和乳房整形，如果来的是想做鼻整形的朋友，那我会从专业角度上解释，鼻整形怎么做好看。但是由于我不擅长做这个手术，我会非常直接地告诉求美者，我是专门做体型雕塑和乳房整形的，如果想做鼻整形，建议去挂某某医生的号，他擅长做这种手术。我相信求美者也是可以理解的，毕竟每个医生肯定都有自己擅长和不擅长的领域，咱也不差这50块的挂号费，没必要在一棵树上吊死。

至于求美者是否应该提前做好功课，总体上讲还是有必要的。不过21世纪最大的问题之一在于知识大爆炸，这些知识鱼龙混杂、有真有假，找到您真正需要的知识，确实是件很难的事情。有时候求美者做了功课，反而更慌了，因为网上的很多说法都是互相矛盾的，求美者根本不知道哪些是对的。这就很尴尬了。

比如脸上长了一个东西，它是良性还是恶性的？脸上有了瘢痕、痤疮，是该用点阵激光还是光子嫩肤？哪种水光更好用？您可能搞不清楚，也许会觉得每个都有点儿用？其实有些医生和您一样也搞不清楚。

比如做鼻整形，有的医生说考虑用软骨加筋膜，有的说觉得用膨体效果最好，且有把握不出现感染。那么，此时求美者应该听谁的呢？这都是需要求美者有一些知识储备、自己判断的。在有一定知识储备的情况下，求美者就可以把自己的愿望和医生能提供的服务挂上钩。医美与一般的医疗项目不同，其他医疗服务都是为了治病或为了身体健康，但医美则与挑首饰类似，"千金难买爷乐意"。

而真正"买到乐意"的前提是，求美者能够在比较清醒的状态下，不被别人忽悠。求美者只有有了一定的知识储备，先自行做出判断，才能进而做出理性而满意的决定。

如果想学习医美知识，应该从什么渠道学习？私以为，胖天使这种公立医院医生做的科普值得看看。现在做医美科普的人太多了，仔细观察，我们会发现粉丝量最多的其实都不是医生。我们必须要清醒地意识到，医学是很专精的，医生所掌握的知识具有很强的不可替代性。在学习医美知识时，我们可能会发现有些三甲医院医生的粉丝量不多，但他们的建议应该是中肯可靠的。

医美的千层套路

咨询师都是"心理学大师"

说实话，在医美咨询中，忽悠无处不在。这也不能算诋毁，因为医美治疗并不改善器官功能，花钱遭罪之余还有并发症的风险，除了让人变好看之外一无是处。因此，如何说服求美者心甘情愿地花大把银子去做项目，就得看医生的沟通本事了。

胖天使当年参加规培的时候，上级医生跟我讲过，医学谈话有四层境界：

第一层，让患者了解手术。我给您讲手术程序，可能出现什么样的并发症，每一条都让患者或家属听明白是怎么回事，之后"签字画押"，互相不负法律责任。

第二层，让患者信任你。以甲状腺癌为例，甲癌有几项并发症是需要患者注意的，比如甲状腺后方有两根非常重要的喉返神经，在损伤后会出现永久麻痹，导致声带永久受损。当然，医生在术中不会刻意去损伤它，但如果肿瘤正好长在那儿，有时不得不切断。喉返神经真断了的话该怎么办？不要担心，可以找整形外科医生给缝上，但是这就要额外花费一些功夫了。在术前谈话中，把这些可能出现的问题讲明白，让患者能理解并信任你，这就达到了第二层。

能达到第二层境界的医生，是比较能掌握这种疾病的治疗过程的，他一定不是实习医生，不止从书本上见过描述，而是真正会做这个手术的人。

第三层，让患者跟你成为朋友。这就属于医美"忽悠大师"的范畴了。上来不谈病，谈的都是什么家里几口人、孩子上几年级了这种家长里短。这一境界的医学谈话，充分证明了语言是非常好的沟通工具。

公立医院没有咨询师，医生和咨询师的角色是重叠的。如果是单纯的咨询师，不需要有医学的职业道德，他的目标是把生意谈成，而非救死扶伤——至于手术做得好不好，那是医生的事情。

最后一层境界，那就是让患者"神化"你。比如真正的国际知名大专家、两院院士，他们是医疗界的"神"，只要他们出马，医学谈话甚至可以被忽略。患者就是一句话直接放那儿：我就信您，出问题我认了！达到这层境界的医生，全国乃至全世界也没多少，因此也不需要我们做过多的讨论。

在医美领域，真正最厉害的"忽悠大师"往往不是医生，而是形形色色的"医美鉴定师""医美咨询专家"，个中高手藏龙卧虎。他们没有行医资格，缺乏解剖学基础，却往往是最专业的心理学和营销学专家，他们总能非常精准地戳中求美者内心的软肋，加以诱导和利用。

空口无凭，我们说几个数字：隆胸中最简单的假体隆胸，一单能谈到 688 万元；私密手术，比如阴道紧缩、小阴唇塑形则能谈到 1 800 万元。当然，这些属于比较极端的个案，但上百万成交的单子比比皆是。

当然，您可以说这些花费上百万的求美者都是贵族名媛，消费观念跟我们不一样。但是再说个事实，高端的医美咨询师出诊一天就能做成上百单生意，成单率相当高，而且每单的价格都上万，而这些成单对象正是各位读者朋友。您可能会觉得，我这么聪明，绝对不会上当。

但是，自从胖天使去听了一回专业的医美咨询师培训讲座，我才明白，医生的套路与医美咨询师相比差得太远了。

咨询师要从求美者的衣着穿搭开始学起，什么牌子、哪种款式，要学会从这些东西中一瞬间判断出求美者的消费实力。除了价格之外，穿衣所表现的衣品、审美和色彩搭配反映出求美者的性格，走路姿势和坐姿暴露求美者的工作性质……

此外，求美者的言谈举止中也藏着很多信息。双手抱肩这个动作可能意味着不信任，挺直腰板可能说明自己紧张，边说边抠手表明焦虑。培训老师会告诉学员，如果在谈话的过程中看到求美者端着的肩膀逐渐放下，背部贴上了椅背，那说明对方已经对你放松了警惕，只有这时才适合开始谈价格。

当然，这些还都只是基础。更厉害的医美咨询专家，他们可以在短暂的几句闲扯之后就直接分析出来，这个求美者可能"缺乏父爱""小时候遭遇过家暴""她应该离过婚"等更隐秘的重要线索。在接下来的交流之中，咨询师就可以完美地避开各种雷区，让一些看似无心的话语准确地击中求美者内心最脆弱的地方。

这并不是歪理邪说，以上很多推断和应对方法都有心理学理论支持，最终的目的就是获取求美者的无条件信任。我听的培训课上还讲了，警惕性越高的求美者越值得去积极沟通。因为咨询师与求美者一旦建立了推心置腹的信任关系，求美者的消费黏性会远超常人。

再说说医美谈话本身，这其中的"水"就更深了。有一门课程就叫"医美话术"，专门讲的就是如何边聊边忽悠求美者去做医美。

通常来说，医美咨询师不会主动进入话题，而是倾听。他掌握的信息越丰富，在谈判中就越容易掌握主动权。

求美者有话要说，那我就去倾听，如果求美者说到激动之处，我就看着他的眼睛表示支持；如果求美者出现犹豫或者自卑情绪时，我就及时鼓励，利用同理心保持相对稳定的共情状态。这时，咨询师就可以开始用各种手段，劝求美者"花式入坑"了。

我们要明白，医美咨询师是专业的"忽悠大师"，和他们交流、咨询问题的时候，您一定非常快乐，因为让您快乐，本身就是他们专业性的体现。他们懂得怎么让人把钱花得高兴。毕竟花钱一时爽，一直花钱一直爽。但是，就像在饭店吃饭时，服务员问："面条里是加一个蛋，还是两个蛋？"您需要意识到您不是非得往面里加蛋。大家在享受快乐的过程中，切记要尽量维持理性的消费观念。

不要贪图"永久"——能后悔的才是好项目

医美的注射项目现在有了越来越多的花样，名字也是越起越年轻：少女针、童颜针、宝宝针、胎盘素……最后直接跨越物种，"返祖"变成鱼了。对，因为真有种针叫"三文鱼针"。

为什么有了玻尿酸，还会出现这么多种针剂呢？首先，有些产品的研发初衷是为了治病，比如童颜针的学名叫"左旋聚乳酸"（PLLA），最早是在 2004 年被美国药监局批准应用于治疗艾滋病患者的面部脂肪萎缩；其次，医美在一定程度上也是商业行为，因此很多针剂的研发就是为了满足求美者的需求。

想必很多小伙伴对医美项目的诉求之一就是希望项目的效果能够维持得久一点儿，能永久有效那是最好。因此，厂商投其所好，制造出了号称效果能维持数年的填充剂。这些填充产品大部分是软性填充剂，即胶体性填充剂，不太容易在体内分解，因此，效果能够维持比较长的时间。

但是，这些产品相较于玻尿酸的劣势是什么呢？也是不好分解。曾经有个患者来找我，说她妈妈眼袋下面打了胶原蛋白，结果眼袋更鼓了，问能不能取出来。

很遗憾，这种东西是取不出来的。

其实，我是不建议将胶原蛋白打到泪沟的，为什么呢？首先，泪沟容易出现过敏反应；其次，胶原蛋白打进去之后泪沟容易出现一道很明显的棱，静态的时候可能看着没什么，但脸一动起来，可能就会鼓起来一块。

有些产品号称自己的效果能保持 10 年，但是，如果效果不好，该怎么办呢？只能挺着。注射进去的东西说到底是异物，就算身体被感染了，现在的医学手段能做的补救措施也很少。

为什么玻尿酸到现在仍然是最受欢迎的注射项目？相比自体脂肪来说，玻尿酸有支撑力更好、效果更细腻的优点，但更重要的是，它给了求美者"走回头路"的机会。求美者如果对术后效果不满意，医生还可以用溶解酶把玻尿酸溶掉。

相信以后会有越来越多高分子、低分子的填充剂被发明出来，但是关键是，它们能不能像玻尿酸一样给求美者一个后悔的机会。

很多商家在宣传的时候会使用"永久""半永久"之类的字眼。说实话，作为医生，胖天使觉得"永久"这个词特别不靠谱。什么叫永久？维持 500 年？80 年？这在一个人的生命周期里是没区别的。那 80 年和 50 年有区别吗？50 年和 40 年呢？

这就像有的女孩说"我永远不会喜欢某某类型的男生"，然后过两年就"真香"了。

现在风靡一时的"精灵耳"在五年前被视为畸形，说不定在五年后还是畸形；之前流行过的"蛇精脸"，当时人人都说好看，好多女孩都削了下颌角、垫了下巴、搞了高高的鼻子。有好多这样的求美者来找我，说当年做了"蛇精脸"，现在面部下垂了，特别后悔，问我怎么办？

这种情况，老天也没办法。

所以，我们一定要选择能"后悔"的项目去做。

比如前面说的玻尿酸，可以用溶解酶溶掉；假体隆胸一旦感染或效果不满意，把假体取出来就好；肉毒毒素的效果本身就是可逆的，打进去之后，6个月过后效果自然就没了。

做医美要切记，可逆的才是安全的。

"擦边球"的项目能不能做？

医美的"水"很深，这件事情大家都知道。不得不说，打擦边球是很多从业者最擅长的事情。

有的产品宣称自己是合法的，是有证的，但是，这个证可能是"妆"字号。"妆"字号的产品可以涂在脸上，这是合法的，但如果我想让这种东西作用到皮下，该怎么办？如果想要作用到皮下，那就需要让它渗下去，但正常的皮肤是渗不下去的，那怎么办呢？我可以在脸上涂这个产品，同时利用滚轮微针在脸上打眼儿，让药品在皮肤上顺着针眼流下去。这样，两项操作都不违法，虽然不知道合起来是不是也不违法，但谁也不能说我有问题。

有些有隆鼻需求的求美者，在某些不正规的医美机构中可能遇到过这样的推销：高新材料"人工骨粉""骨水泥"，手术时间短，立刻见效，还在药监局注册了，是有证产品，美女要不要试试？

然而，真相是这样的：所谓的"人工骨粉"，学名是羟基磷灰石（HAP），确实在药监局拿到了三类医疗器械的证，但是其适用范围是"骨关节融合、矫形植骨"，也就是说它实际是用在骨科治疗中的；"骨水泥"，学名聚甲基丙烯酸甲酯（PMMA），同样也是医疗器械三类注册证，但是其适用范围是压缩性骨折、骨缺损等。

同样，目前已经有数十款玻尿酸获得了医疗器械三类注册证，它们大部分的适用范围在药监局官网上写的都是"该产品适用于面部真皮组织中层至深层注射以纠正中重度鼻唇沟皱纹"。但是，有些医生把玻尿酸注射到阴道中，目的是使阴道紧缩，这又是什么情况？是不是在打擦边球？

再比如，大家都知道，"瘦脸针"是一种非常常见的医美项目，其实说白了就是把肉毒毒素打入咬肌。但是，对不起，这个适应证没有在我国药监局获批。

那么，如果确认不了某些项目是否正规，求美者应该怎么做呢？

首先，在公立医院可以做的项目，一般都是合规的，您基本可以放心；其次，如果是在私立医院做，那么您可以去国家药品监督管理局官网查询该产品获批的适应证是什么，点击"医疗器械查询"或"药品"就能搜到相关信息；最后，有可能某种适应证没有获批，但是我国法律中有一个补充条例，即如果通过相关专家共识，也是可以的，比如刚才提到的肉毒毒素打咬肌。

在医美中，超适应证应用非常常见，这时候就要看专业的协会有没有相关的专家共识能够支持。在我国医美界，最专业的协会是中华医学会整形外科分会；要想找文献，那就是《中华整形外科学》杂志。

有小伙伴可能想问：作为普通求美者，这些内容怎么获取呢？其实，这些文件、共识在网上都可以搜到，万方数据库、知网上都有。

判断自体脂肪移植之类的项目是否合规，则需要看相关医生的资质。能做这类手术的医生必须有医美的主诊医生资格，这件事前文也已经提过了。

本节的最后，胖天使再给大家传授一个独门秘诀：一般来说，公立医院的收费要比私立医院高，如果有费用方面的考量，其实最简单的方法是找一个靠谱的公立医院的医生咨询，然后去私立医院做。这样，您既用上了公立医院医生的知识，也用上了私立医院的资源。其实，胖天使个人认为这是一种健康的发展趋势。来协和咨询，但是最后选择去私立做医美的求美者很多，我并不觉得这有什么问题。在医美的大潮中，大家以公立为标杆，让公立给私立做表率，这也是国家想要提倡的。究竟应该如何做，若不能强制要求，那就由公立医院输出标准。因为大部分求美者是不看文献的，所以输出标准不能只通过发文章，更好的方式是门诊。通过门诊咨询，将标准推广给大家，让求美者知道什么是标准，对手术效果和并发症有更加统一的认识，这是行业积极健康发展应该有的趋势。

注射美容的深水区

每当开学季到来，胖天使所在的整形外科门诊都会热闹起来，渴望变漂亮的小哥哥小姐姐们都打算"搞一波大的"。而注射项目因为创伤小、恢复快、私密性强等诸多优势，成了许多医美爱好者的首选。一些私立医院抓住了求美者的心理，将注射项目包装出了"轻医美"概念。

这导致很多求美者有这样的印象：肉毒毒素、玻尿酸的注射难度不高，没什么技术含量。

然而，事实完全相反。

我们拿数据说话。胖天使查了一下近 10 年内能够搜到的、数以千计的和注射美容相关的中英文文献后发现，有接近 40% 的文献都是专门讲并发症的：小到局部的硬结、皮肤红肿，大到双目失明、器官穿孔、脑梗、死亡。造成这些悲惨结果的因素，胖天使总结了三个：第一是注射材料，第二是注射技术，第三是注射指征。

先说注射材料。哪些材料可以打，哪些不能打呢？我们继续来拿数据说话。胖天使所在的中心是国家卫健委指定的全国医美质量控制中心，我们曾经对国内注射美容导致并发症的案例做过一个比较详细的统计，发现造成并发症最多的那一类注射材料就是——不明注射材料。

对，连敌人是谁都不知道就已经"挂"了，气不气？被它单方面"坑"的求美者，大多数都有在不正规的私立医美机构里因贪图便宜被忽悠的经历：对方会给您出示一系列的合法证明书，再告诉您，他们用的是国外海淘正品，薄利多销，周年店庆还给您打折，让您觉得自己真的是赚大了。拜托，您见过四家都赢的麻将吗？您以为打的是玻尿酸，但其实打进去的可能是玻尿酸兑盐水、兑硅油，甚至什么都不兑，压根就是和玻尿酸没有半毛钱关系的东西，鬼知道它是个啥。

当然，这种"狸猫换太子"的骗术属于注射美容中最低端的，求美者只要别太贪小便宜去"黑作坊"，一般来说不至于上当。

更加需要我们重视的是哪些注射材料呢？是接近合法边缘的非法注射品。它们看似有完整的审批流程、精确的用药批号，乍一看哪儿都找不到纰漏。

第一种叫作过期的药品和医疗器械。东西是好东西，正品的肉毒毒素、玻尿酸、胶原蛋白，但是过期了，商家从回收的厂家低价购买之后，按照正品的价格打折出售，再用于注射，这当然是违法的呀。

第二种叫合法产品的衍生物。还是以玻尿酸为例。众所周知，玻尿酸注射填充的技术当然是成熟的，但事实上真正通过药监局审批合法的玻尿酸注射物和剂型就那么几种。如果新推出的一种玻尿酸，号称在原有合法产品的基础上又增加了五大功效，而且卖得比原产品还便宜，那么这个产品就绝对是违禁品。为什么？您的脸还是您的脸，但是玻尿酸已经不是原来的玻尿酸了，谁知道现在的它对脸有什么副作用。

第三种是境外合法产品。比如美白针、冻干粉、PRP，这些可能在某些产品管理松散的国家或者地区通过了审批，但是由于药效不稳定，或是在我国尚没有权威机构评估和它相关的远期并发症，所以它们在我们国家还没有通过审批。使用这些药品也是非法的。

第四种是曾经合法的产品。典型代表是聚丙烯酰胺水凝胶，国产药名奥美定，进口药名英捷尔法勒，俗称"人工脂肪"。在21世纪初很短的一段时间内，它是被允许用于注射项目的。但是，大量并发症案例的出现，证明了它有很强的组织侵袭性，还有致癌潜力。这样的注射物在今天使用肯定是违法的。

第五种是最容易混淆大家视听的，叫作合法的非注射美容类产品。什么意思？药监局审批通过的药品或医疗器械，常规分为"妆"字号、"健"字号、"药"字号、"械"字号等不同的字号。

医美类的产品大多数是"妆"字号的，最典型的就是某些水光针，"妆"字号指这些药可以用于皮肤表面，但是不准吃，更不准注射。注射美容的合法产品必须是"械"字号，而且是要"三类医疗器械"。举个最简单的例子，板蓝根是好药，但是您不能把一包冲好的板蓝根打到血管里头。有一些不正规的私立医美机构会偷梁换柱，人为地扩大药品的适应证，来谋取利益。您如果不懂这些用药细节上面的弯弯绕绕，就有可能被骗，那就会受罪。

有些爱抬杠的可能就不乐意了："我告诉你哦，我之前打的就是你说的那啥啥啥，效果可好了，怎么一点儿并发症都没有呢？"

"你瞎说，就会吓唬人！我们国内审批没有通过，是因为国内科学不够发达，你看这个药物在某某国就已经过审了。"

"那按你说的到处都是坑，铺天盖地的假药，到底什么地方的注册用药才是保险的、合法的、靠谱的呢？"

请大家去公立三甲医院或者国内各大正规私立整形医院。这些地方开具的正规的注射美容用药基本上都是合法的，而且能够保证质量。

说完了注射材料，我们再谈技术。注射美容导致失明的案例，每年都有，我们用的药物都是最正规的玻尿酸或者自体脂肪，但是让谁来打，效果可有天壤之别了。不就打一针吗？谁都会啊。没错，有一些不正规的私立医美机构就是这么进行内部培训的。"医美注射速成，包教包会，6天拿证""零基础，签约教学，终身复训"……这样的广告相信大家也都见过。

那么正规的培训流程是什么样的？用胖天使所在的北京协和医院的医生的常规履历来举例吧：首先要花上至少8年的时间，拿到医学博士学位；工作之后，再从事整形外科专科诊疗工作5

年以上，在聘任了医美主诊医师之后，才有资格扎注射美容生涯的第一针。一言以蔽之：在国内，如果您碰见一个连 30 岁都不到的医生为您进行了注射美容操作的话，那么……除非他是个天才。

医学是一个需要丰富的知识储备与经验积累的学科。解剖学基础、审美的水平、注射的操作，甚至医患沟通，都有赖于长期的专业知识学习和临床训练。医生知道得多一分，患者的危险就少一分。

再给大家简单讲讲注射项目究竟难在哪儿。一言以蔽之：注射难度的高低与注射部位的血供相关。脸上就没有不危险的地方。眼周有眶下动脉、颞浅动脉、内眦动脉、眶上动脉，口周有面动脉、上唇动脉……可能下颏算是相对安全的地方，除此之外，脸上每个地方都有动脉，一旦药物被注射到动脉里面，就会形成栓塞，轻则皮肤坏死，重则失明、再重点儿脑梗，甚至付出生命代价。所以，"轻医美"是个伪概念，一旦出了事，就没有小事。

其次，所谓的轻医美项目其实对医生的要求非常高。胖天使认为，大家普遍认为最常规的医美项目——玻尿酸注射和脂肪抽吸，这两个项目的风险实际上是要高于鼻综合和眼综合的，甚至比一些开放大手术还要高。为什么会这样？

在整个手术界，医生用眼睛看不到术野的手术并没有几种。如果看不见，就只能靠手感。许多开放大手术的区别可能仅仅在于有的人做得糙点儿慢点儿，有的人做得细点儿快点儿。比如腹腔镜，借助医学影像，我就能知道自己每一步在哪里，即便手生一些，慢慢来就可以了。而注射呢，您知道针尖所在的位置是肌肉、腔隙、脂肪室、筋膜、血管，还是神经吗？

理论上讲，皮下和骨膜上是注射的安全层次，而最佳层次是颞深筋膜的浅层，然而颞中静脉就在这个部位。如果不小心注射到血管里怎么办？眉间更是一个危险的区域——四横四纵，八条动脉，医生必须避开这些血管，还要把地方打对，这和走钢丝没什么区别。

在注射和脂肪抽吸的时候，医生要凭借自己的解剖学知识来判断如何操作，这相当于闭着眼睛做手术，要求医生在人体解剖方面有很深的造诣。所以，这些所谓的"轻医美"项目对医生的要求比开放性手术的还要高。

医生需要知道动脉的走形、分布方向，在哪个部位注射一定没问题，在什么地方有可能出现危险。拿胖天使举例，从2013年博士毕业到现在，我还是不敢做眉间和鼻根的玻尿酸注射。可能还要再练很多年，胖天使才会慢慢熟悉关于这片"禁区"的操作。因此，如果现在有求美者要求我给她做鼻根注射，我会直接拒绝。要是一个看上去很年轻的医生敢于给人注射鼻根，我更倾向于认为这医生是在拿人的生命开玩笑。

我们其实也知道，真正去注射眉间，100个求美者里可能99个都不会有事。但要是真的碰上了那1个，怎么办？

相信大家也对注射玻尿酸致人失明的事故有所耳闻，这种事情年年都有。但是，我们在媒体上看到的只是被曝光出来的，更多的是没曝出来的和抢救成功的。目前，很多的私立医院都会随时准备透明质酸溶解酶，一旦出现栓塞，立即将玻尿酸溶解，或将求美者送到附近公立医院救治，这样求美者可能还有救。

最后我们再来说说不建议什么样的求美者做注射美容呢？有

急慢性合并症的都不适合。皮肤上有毛囊炎、破溃、脓肿这些情况，强行做注射美容其实就是把感染灶从浅层送到深层去，这是绝对禁止的。还有一些慢性病患者，比如血友病、白血病患者，以及一些与自身免疫性相关的疾病的患者，比如红斑狼疮、艾滋病患者等都是不建议进行注射美容的，因为注射美容有可能加重原发病，造成很严重的后果。

如果求美者身体基础条件比较差，合并症比较多，但又特别渴望去做注射美容的话，我建议一定要去综合性三甲医院进行相关诊治，在排除了注射禁忌，保证注射安全的条件下，谨慎地接受注射美容治疗。

 胖天使友情提示

注射美容是专业医疗行为，看似简单，其实到处都是"坑"，对医美工作者要求非常高。针尖虽然很小，但是针尖下的危局很可怕。一首打油诗送给大家：

注射美容不太难，入门至少而立年。

广告骗局莫上当，便宜馅饼别瞎馋。

正规药物何处选？三甲医院保平安。

安身立命一句话，小心驶得万年船。

那些坚决不能碰的奇技淫巧

医美江湖的"水"是非常深的，既有像耳鼻整形、吸脂这样大家耳熟能详的常规项目，还有一些旁门左道的"邪道武功"。这些东西不在任何教科书上出现，也不被任何法律保护。但是在不正规的私立医美机构的宣传当中，它们"高端霸气、神乎其神"。胖天使个人总结了医美江湖上流传的所谓"七大邪术"。

一号邪术——阻断瘦腿。大家知道瘦腿针是什么吗？就是肉毒毒素。用肉毒可以暂时地阻断支配小腿后侧肌群，特别是腓肠肌的神经，使肌肉废用性萎缩，暂时地瘦小腿。于是就有"高手"想了，那我们干脆把神经直接切断，不就完了吗？让肌肉永远萎缩，这样就能永远瘦下去了。

然后就有了神经阻断瘦小腿手术。在腘窝后面做切口，号称是在微创下选择性切除部分"不重要"的神经分支，让腓肠肌永远萎缩，达到永久性瘦腿的效果。但是问题就来了，什么叫"不重要"的神经分支呢？

支配小腿后侧的肌群，包括浅层腓肠肌和深层比目鱼肌。具体应该切除多少支配腓肠肌的胫神经分支，才能够保证双侧的肌力对称，特别是还不会让比目鱼肌代偿性地肥大，导致小腿更难看？回答这个问题和进行这个手术都需要很精深的解剖学知识，绝对不是一般的医生能胜任的。

我们退一步讲，即便做这个手术的医生是一个周围神经解剖的业界大佬，您为了美容而永久减小肌力的这种致残手术值不值得一做，也是个值得大家进一步探讨的问题。

二号邪术——去肋收腰，这又是一个求美者为了美甘愿致残的神奇手术。人有 12 对肋骨，最下面跟胸廓不挨着的两对叫作"浮肋"。大家知道一个人腰最瘦的地方是哪儿吗？就是我们肋骨下缘这一圈。所以有人就想，反正这两对浮肋又没用、又碍事，干脆把它们拆了来瘦腰。

演艺圈、模特界确实有不少人为了瘦腰而专门做了这个手术。但容我说一句，这浮肋再"没用"也是有支持作用的，而且对肝脏、脾脏有保护作用。人家演员、模特做这个手术是为了自己的饭碗和前程，您一白领小姑娘瞎跟什么风啊？顺便再多说一句，但凡有要求去做这个去肋收腰手术的同学，个个都已经瘦成"排骨精"了，但凡长得像胖天使这样的，做了也看不出来。

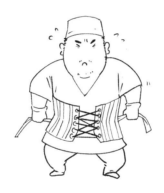

三号邪术——精灵耳成型。这算是新兴的网红项目了，比起刚才那俩，这个更进一步，直接把正常人给整畸形了。

你们知道精灵和人类的最大区别是啥吗？就是耳朵。长着俩大招风耳，耳轮上端尖尖的这玩意儿叫"精灵"。有的不正规的私立医美机构就着《指环王》重映的热潮去骗小姑娘做精灵耳，干脆把耳轮上端弄尖这一步都给省了，就只在耳朵后面拼命地打玻尿酸，3 支起步，有的甚至打 10 到 20 支——求美者要花上好几万，目的就是把两边颅耳角给垫起来，让贴脸耳变成招风耳，因为您看啊，招风耳显脸小。而且精灵耳这个名字听着就让人觉得特别高端。

对此，胖天使想说，招风耳这个东西搁在整形外科学里本来就是一种畸形，它是需要做矫正手术的。您想让脸显得瘦就让耳朵变畸形，这不合适吧？

四号邪术——断骨增高，又称肢体延长术。这个手术其实在 20 年前就有了，相对于其他邪术而言，它的指征其实稍微强一点儿，主要针对一些身材比较矮小的男士，通过增高帮助他们来提升信心和吸引力。

但是，这个手术也是我国明令禁止的一项医美手术。胖天使解释一下，我国的法律规定，该手术只有在因为遗传发育、肿瘤感染等因素造成双下肢不等长畸形的时候，才被允许在特定的三甲医院，由主任医师级别的骨科医生确定指征之后开展，严禁被用于医美。全国的私立医美机构更是没有任何一家有资质开展这项手术。为什么？就是因为这个手术的致残率是百分之百，患者从此永久地失去长距离奔跑的能力，此外患者出现神经肌肉受损、围术期感染等一系列的问题的概率也极大。

顺便再说一句，身材矮小并不是失去竞争力的理由，古往今来，个子高矮从来不是评价男士成功与否的核心标准。

五号邪术——手指溶脂。这个就更邪乎了，求美者嫌自己手指头粗，于是在手指里头打溶脂针，让脂肪溶解、流出来，只剩下肌肉和骨骼。手是我们人类最精密的运动器官，神经、肌肉、骨骼互相配合使手可以完成非常复杂的动作，而脂肪在其中起到了很重要的支持和润滑作用。溶脂针利用药物无差别地溶解脂肪，会造成肌腱和皮肤严重粘连，导致手指僵硬，甚至挛缩畸形。

补充说一句，如果求美者手指特别特别粗，在有条件的情况下是可以做常规吸脂的，但效果有限，能吸出来几毫升就了不得了，而且还可能捅破血管，造成淤青。

手胖主要是由于骨骼粗大，其次才是肌肉、肌腱和韧带的脂肪增厚。您要想美手，说白了，您就每天啥都不干，不用手，抹着各种精华、手霜，自然它就美了。别的行业我不知道，您要看见哪个外科医生双手白白嫩嫩的、特别细，您放心，只能说明这人可能活儿干得少。

六号邪术——注射紧缩。近年，医美机构的另外一个主推项目就是私密整形。而一些无良的机构什么都敢做，比如在阴道内大量地注射玻尿酸和自体脂肪，号称能够达到紧缩的效果。

这个手术在我国也是明令禁止开展的。因为两点：其一，并发症出现概率太大，小到出血感染，大到栓塞坏死，甚至肺栓塞，导致患者死亡；其二，这个手术其实并不能达到真正的紧缩效果，反而可能降低性生活质量。也就是说，这个手术的效果是编出来的，并没有任何的循证医学证据支持，属于典型的有百害而无一利的手术。

对产伤、阴道松弛或者确实有紧缩需求的案例来说，其实专业的紧缩技术是非常成熟的，无论是传统紧缩、光电紧致或者新兴的 3D 生物束带技术，都能够为女性朋友们带来福音。

七号邪术，也是集邪术之大成者——徒手体雕。这是一种"空手套白狼"的神奇技术，各种江湖大师号称只用双手按摩就能改变面相。徒手医美治疗属于彻头彻尾的骗局，不仅没有任何作用，还会导致感染、血肿等一系列的问题。而且由于这玩意儿太过反智，国家都不屑于立法禁止。

　　这七大邪术，它们听着各种不靠谱，但就真实出现在我们周围。这些邪术花销不菲，但客源就是不断。但是如果您看了本节内容，起码对自己，也对自己的家人、朋友要负起责任来。医学美容是要求非常严格的医疗行为，请大家珍爱生命，远离邪术。

医美有"黑科技"吗？

　　论科技成果转化率，在医疗领域，如果医美说自己是第二，没人敢称第一。我们在广告上经常能见到各种"最新产品"，那么，医美这个行业的技术革新到底算不算快呢？"返老还童"是否真的有实现的可能？

　　相信大家都听说过干细胞。目前，用于医美目的的干细胞技术在国内尚未获批，因此它仍然是不合法的。不过，因为干细胞具有多能性，也就是说，能使细胞回归原始的状态，所以现在全世界都在研究干细胞，特别是脂肪干细胞。这已经不仅仅是所谓的"逆龄"了，而是相当于直接重新长一遍，从根本上达到年轻化的目的。但是，这些新技术目前仍然处于研发阶段，没有哪种走到了能安全上市的阶段。

　　除了干细胞这种连落地都还没什么影儿的"黑科技"以外，整形界过去 10 年内还真没什么"史诗级"的重大突破，唯一一个值得重点提及的是终于有医生施行了全脸置换手术，其他的核心技术没什么重大变化。

　　比如热能技术，最开始用的是强脉冲光、钬激光、红激光……之后慢慢升级成皮秒、点阵激光。再后来人们发现射频能量可以分化成单极和多极，单极射频逐渐衍生出了热玛吉、黄金微针，多极射频则衍生出了热拉提；超声技术衍生出了超声刀，而激光的热技术衍生出了类似于欧洲之星 4D 的项目。

不过，无论用什么形式的能量，原理始终是拿能量"烤肉"，核心技术没有变化。在光电治疗高手面前，这些都是同一种东西。肉毒毒素也一样，无非就是换个牌子或剂型，无论在弥散度、吸收率、持续时间上有什么变化，它们的本质都是肉毒。

这些项目和 10 年前相比有什么重大革新吗？没有，只不过是同一种技术有了更多变种，仅此而已。

激光治疗至今大约有 70 年历史，脂肪抽吸也大约有 50 年历史了，眼部手术和乳房治疗也都有 100 多年历史了。事实上，所有所谓的"最新技术"其实都是半个世纪前就存在的技术了。

我们可能会认为，现在医美需求量这么大，技术革新应该很快。但这其实都是表面化的革新。许多人将医美视为一个捞快钱的行业，现在虽然每年都有很多新产品问世，但其实都不算什么新技术，只是旧技术的新开发罢了。比如光电项目，现在无非是你比它能量大，它没有我疼，我比你层次深，说白了，这跟手机系统升级没啥区别。

一旦研究成果在顶级期刊上发表，立刻就会有人去探索它的商业价值，在一些药品管理松散的地方，那些成果甚至直接会被投入到市场。商家再找几个明星做广告、上综艺节目包装一下，立刻赚得盆满钵满。

因此，医美行业实际上缺乏创新动力。对整形外科这个学科来说，这是件很可悲的事情。

理论上讲，整形外科正确的发展方向应该是什么呢？不是追求细枝末节，而是真正推动人类进步。

　　胖天使的美好设想是，整形外科的前进方向应该是再生，而不是面部年轻化。举个例子，要是谁能把断肢再生给攻克了，那他一定能拿诺贝尔奖。

第二章

我的脸，我做主

有关皮肤的基本常识

一切医美知识得从解剖学说起。我们知道皮肤分为表皮、真皮、皮下组织三层。但是，其实表皮外还有一层"墙皮纸"——角质层。所谓刷酸，针对的就是这一层。角质层下面是我们的表皮，把表皮放大了看，都是一片一片的鳞状细胞。表皮又从哪来呢？真皮生表皮，真皮的乳头层可以源源不断生出一层层的表皮来。

真皮再往下是啥呢？就是皮肤的附属器，比如汗腺、毛囊，这些东西在真皮的深层。再往下就是我们的筋膜层和脂肪了。脂肪嘛，有的地方很少，比如上唇；也有的地方脂肪很厚，比如肚子上可能有好几层脂肪。在脂肪中还走行着各种血管、神经。

有关皮肤的医美治疗一般作用于哪些层次呢？与表皮相关的项目，最常见的就是磨削。上文说了，真皮中能够生出新表皮的层次就是乳头层，只有它被磨掉，无法新生表皮了，那才会形成一个创面，永远愈合不了；而磨削，包括刷酸之类的项目，是不会磨到真皮乳头层的，它们破坏的只是凹凸不平的角质层和表皮组织。表皮祛除后，看到点状真皮出血很正常，这时候我们其实不用害怕，慢慢养，就能生出一层新的表皮。

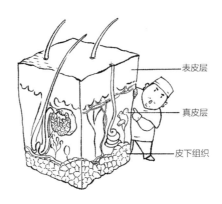

表皮层

真皮层

皮下组织

接着说作用于真皮层的技术。以水光为例，想让皮肤变得水嫩光滑，靠喝水肯定不行，靠敷面膜，效果维持时间又太短，关键还是要往真皮层里补水。于是，我们把非交联的玻尿酸打进真皮层，由于其锁水能力极强，能长时间维持住皮肤含水量，整个人就会显得比较嫩。这就是所谓基础水光和滚轮微针等项目的核心原理。

总有小伙伴问胖天使，把玻尿酸涂在脸上能不能被吸收啊？面膜里的玻尿酸能不能进到真皮层里啊？从解剖学的角度来看，这些都是不现实的。玻尿酸分子，特别是已经结合了大量水分子的玻尿酸分子，是无法通过表皮细胞间缝隙的，更不可能突破表皮外厚厚的角质层。

但又有声音指出，面膜里的玻尿酸能进入真皮这件事，居然有文献支持！这就怪了，面膜里的玻尿酸在什么状态下能透皮呢？深入查一下才发现，文中说的是"面膜里的玻尿酸能够透过晒伤后的表皮"。所谓晒伤，就是太阳把角质层和表皮给晒没了，真皮直接露出来了，那面膜当然有效了。不过，对正常"厚脸皮"的我们来说，虽然敷完面膜后脸确实挺水润，但事实上玻尿酸也就只是停留在表皮上，过一天就蒸发没影了。

接着说作用于真皮层下面的项目。比如肉毒毒素浅表注射能治疗腋臭（狐臭），就是作用于汗腺。还有激光脱毛，它直接作用于毛囊，让呈黑色的毛囊吸收较多能量，从而被"杀死"，达到脱毛目的。这些都是在真皮层下面，也就是皮下组织中进行的。

再往深处走就到了筋膜层。大家可能或多或少听说过SMAS 筋膜，它被很多商家当成靶子，称"某某产品能提升SMAS 筋膜层，是延缓衰老的终极法宝"。SMAS 筋膜层全称Superficial Musculo Aponeurotic System，翻译过来是浅表肌腱膜系统。

人脸的皮肤下面其实有浅、深两层脂肪室，而 SMAS 筋膜层位于两者之间。它为啥被单拎出来呢，就是因为我们面部最重要的表情肌都在它上面，SMAS 筋膜松弛下垂正是我们衰老的重要原因。所以，但凡致力于做抗衰项目的商家，都喜欢说他们的产品能作用到 SMAS 筋膜层。因为从原理上来说，如果真的能提升 SMAS 筋膜层，自然就能起到提升全脸的效果。但他们忘了另一件重要的事：SMAS筋膜层上还有许多面神经的分支，一旦烧伤该筋膜，神经就可能受损，造成医源性残疾。

因此，为保证安全，市面上的产品主要作用的层次还是面部浅层脂肪室和相应韧带。热能这个东西，很难做到精准灼烧，一不留神就会把神经烧坏，可能SMAS筋膜提起来了，人也面瘫了。所以，虽然超声刀的确能作用到SMAS筋膜，但由于可能会造成面部神经损伤，所以在我国其实是不合法的。

面部填充

美丽的外表离不开脂肪，事实上，造成人体衰老的重要原因之一就是脂肪的流失。所以，有个说法叫作胖子比瘦子老得慢，这句话是有一定的道理的，胖同学们有骄傲的资本。

自体脂肪注射填充的技术可以有效地补充因为衰老所流失的体表脂肪，达到年轻化的目的。其中最主要的填充位点就三个：脸、胸和屁股。

这一部分，我们主要说脸。常见的面部填充位点可归纳为：六部四线。

所谓六部，指的是以下这六部：额部，指脑门；颞部，说的是太阳穴；颧部，指苹果肌；颊部，就是腮帮子；唇部，嘴唇；还有颏部，即下巴。

所谓四线，包括：眉间线，也就是川字纹；鼻泪沟，或称八字纹；鼻唇沟，也叫法令纹；流涎沟，也就是木偶纹。

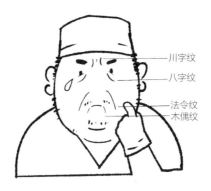

川字纹
八字纹
法令纹
木偶纹

　　这十个地方都是随着年龄增长会出现明显凹陷或者皱纹增生的位置。脂肪注射能够让凹陷变丰满、沟壑被填平，有效达到面部年轻化的效果。

　　当然，只要是手术，就有出现并发症的可能。脂肪打进去了，但不一定能存活呀。局部脂肪吸收后有可能会形成硬结，而且两边脂肪还有可能不对称，需要再次填充或调整。以上并发症的出现都可能和医生技术水平以及您自身的脂肪质量有一定关系。所以，做手术一定要选正规机构，找有经验的医生。

　　此外，脂肪注射填充还有一个更加严重的并发症，就是前文提到的血管栓塞。小的栓塞会造成皮肤苍白、疼痛，甚至局部坏死；而一些更严重的栓塞，之前也提过，有可能导致患者永久失明，特别是在做眉间填充的时候，这绝不是危言耸听。

　　在进行面部脂肪抽吸时，抽吸到的颗粒脂肪经过离心破壁，可以得到乳糜脂肪，进一步精炼之后，还可以得到纳米脂肪或者脂肪胶。在脂肪酸、脂肪干细胞和细胞因子的共同作用下，这种胶体化的脂肪可以有效改善皮肤质量，恢复皮肤弹性。此外，自体脂肪填充在软化瘢痕或硬皮病皮肤方面也有很棒的效果，它还可以用于消除面部的一些细小皱纹，甚至能用于一些私密部位，如干燥大阴唇皮肤的恢复治疗。这个手术只需要在皮下注射微量脂肪，相对而言是比较安全的，而且求美者在局部麻醉的状态下就可以进行，因此接受度比较高。但是由于其治疗原理和脂肪干细胞的作用机理目前还在研究过程中，因此这种新兴的治疗还处于起步探索阶段。

此外，我们来说一个有趣的小话题。您知道世界上最奢华的护肤品是什么吗？它其实正是您的脂肪，如果您有幸得到了一些填充后剩下的自己的纳米脂肪，千万别扔了它。您可以把它当作精油直接涂在脸上。它有什么功效呢？首先，这是您自己的东西，绝不会引起任何过敏反应。其次，这东西是油性的，锁水效果绝佳。第三，它还含有干细胞和各种细胞因子，能改善皮肤质量。最后，由于脂肪酸呈酸性，还能起到刷酸的作用。因此它绝对是世界上仅属于您一人、私人订制的最高级护肤品。

除了自体脂肪外，常见的面部填充物还有玻尿酸。从治疗费用上来讲，玻尿酸和自体脂肪价格相当，前者优势在于快捷，门诊就能做，缺点是只有 1~2 年的维持效果，之后就要重新打了。后者的好处则在于没有异物反应，而且一旦脂肪存活，它与组织融合的效果是永久性的；缺点在于做起来比较麻烦，因为它有一个自体脂肪先抽吸再注射的过程，而且手术之后脂肪存在一定的被吸收比例，所以经常需要一年之内注射两次可能才能够完全解决问题。

一些由于外伤或疾病（比如半侧颜面萎缩症、肿瘤压迫）导致的面部局部软组织凹陷畸形只能使用自体脂肪进行超量填充。之所以用超量填充，是因为患者缺少的软组织量很大，而且腔穴张力也高，在常规注射后，预计填充物存活比例不高，无法达到有效改善畸形的要求。超量注射非常危险，严禁用玻尿酸进行填充，因为玻尿酸的颗粒非常小，很容易进入小血管里。多提一句，由肿瘤压迫导致的面部凹陷畸形，一定要在解决肿瘤问题之后再进行面部修复。

合法的注射物里还有胶原蛋白。因为这个东西让人体产生免疫反应的概率比较大，会形成硬结，所以不做首先推荐。其他的比如生长因子、干细胞、骨粉、人工脂肪，都属于老生常谈的非法注射物，愿意打那是您有勇气，打了没事是您的运气好。

下巴

下面，我们来讲讲下巴的美学和相关整形项目。大家知道，下巴是人脸重要的组成部分，它从两侧耳前对称出发，一直交汇到最下方的颏部，俗称"下巴颏"。好看的下巴能勾勒出一个人面部平滑的整体轮廓，因此，很多时候所谓的轮廓整形，最大的功夫都花在下巴上面。

什么样的下巴颏好看呢？面部的美学标准其实有一些共性。比如从正面来看，双侧下颌角要对称，鼻基底到颏下缘的距离应该占面部总长度的 1/3；而从侧面来看，鼻尖、唇缘、颏隆凸这三个点则应该在同一条线上。

除此之外，关于下巴的美学标准，每个人甚至每个时代都不尽相同。在古代，男子推崇"国字脸"，中正平和；而女子呢，喜好小圆脸，温柔盈润。但是，当今主流媒体给出的答案一致，一般都是"瓜子脸"（和"蛇精脸"不一样啦），我们可以参考著名影星奥黛丽·赫本。她从颏部一直到耳前的曲线非常完美，这条曲线被定义为当代下巴整形的标杆，被称作"赫本线"。

那么，我们的下巴颏普遍存在什么问题呢？对我国人来说，很多朋友提出自己存在下巴颏偏短小的缺点。短小的颏部难以支撑起清晰而立体的轮廓线，会显得整个面部缺乏灵动感，所以许多求美者希望借助医美的手段来增加颏部的突出度，俗称"隆颏"。

胖天使将主流的隆颏方法分为注射、微创手术、开刀手术三类来介绍。

先说注射，那就是医美界最常见的注射隆颏了。玻尿酸、自体脂肪是首选。用注射针把 1~2 mL 的注射物直接注射到下颌骨骨膜表面，就能立竿见影地隆起颏部。从安全性上来说，总体上颏部的血管栓塞风险是比较小的，属于面部注射填充治疗的相对安全区，只要是凝血功能正常、皮肤没有感染（主要就是不能有痘痘）的朋友，都可以比较放心地进行。

注射隆颏主要用于一些颏部突出度稍显不足的朋友，但是对于小下颌确实很明显的求美者来说，注射隆颏是不够的，因为难以起到定向隆起的效果。这个时候求美者只能依赖手术的力量。

再说微创手术，它主要指的是口内入路的内置物填充隆颏术。

手术分三步：第一步，在口内开个小口；第二步，把假体或者膨体塞进去；第三步，关上切口。这和把大象放进冰箱是一样的道理，但是听着很吓人。事实上，这个手术并没有那么可怕。一般来说，这一手术都在局部麻醉下进行，求美者是醒着的，但不用因此害怕，因为这个手术带来的痛感和紧张感都比双眼皮手术低，更远远比不上洗牙的痛感（胖天使有在洗牙时疼得泪流满面的经历）。

在内置物隆颏手术中，最常见的填充物分硅胶假体和膨体两种。硅胶假体可能用得比膨体多一些，因为假体手术相对简单，而且假体弹性很好、形状很规则，非常容易放，而且还能在上面做一些雕刻。比如有些朋友希望他下巴颏中间能有一个"小屁股"（俗称"美人沟"），那么在假体的中间抠掉一条，就可以达到这个效果。假体的另一个好处是，未来万一出现感染，或者求美者不满意效果的话，医生都能比较从容地从原切口把它完整地取出来，不会破坏下颏结构的完整性。但是，假体最大的缺点是容易被看出来，且不说专业医美人士近距离查体绝对一摸一个准，如果假体放浅了，那随便什么人拿强光一照都会透光。

相比之下，膨体的优势就显现出来了。膨体学名聚四氟乙烯，是类似于塑料泡沫的一种多孔结构物质，透光性比较差。而且由于它有多孔的特性，自体组织会逐渐与它长为一体，因此，无论是看还是摸，膨体可能都比假体显得更自然一些。当然，缺点也随之而来：一旦感染，与自体组织融为一体的膨体很难被取出来，取出手术很可能会造成下颏正常美学结构的破坏。

这个手术的要求和注射隆颏是一样的：求美者不能有凝血功能障碍，下巴不能长痘痘。术后当天求美者就可以拿电动牙刷刷牙，但别用手动牙刷，还可以用一些抗菌的含漱液轻轻地漱口。

建议手术之后 24 小时反复冰敷，3 天之内吃冷流食，比如放凉的米汤、酸奶、果汁、冰激凌。强调一点，在喝杯装饮料的时候尽量不要用吸管，因为吮吸动作主要是通过下巴两块非常短的名为颏肌的肌肉完成的，所以有时候看似嘴张得不大，却偏偏动在手术区域内，这就会增大出血和假体移位的风险。

那有没有手术既能明显地纠正小下颌，还不会用到内置物，不存在排异反应，真正做到一劳永逸呢？

有的。这就是下颌骨截骨颏成形术。

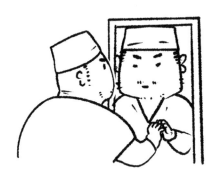

同样是在嘴里做切口，不过这次是拿锯子直接把后缩的下颌骨颏部水平锯开，然后往前推移并固定。这个手术非常危险，属于截骨整形。但是风险大，收益同样大。只要手术成功，就能永久矫正小下颌畸形。而且它不仅能前推，对一些颏部前突，有"巫婆下巴"的求美者来说，这项手术还能做到截骨后推，同时还能干脆一不做二不休，继续在口内做切口，直接截除双侧下颌骨角，达到真正意义上的下颌轮廓重塑效果。

至于风险，由于这个手术很大，必须要全身麻醉，出血、血肿、感染这些风险一个都少不了。术后一周之内，脸肿成茄子都是小事，更危险的是，如果操作不当，可能会造成如颏神经、颏肌止点等一些重要组织的断裂；锯子如果使用得不好，会继发骨裂、骨折。因此，如果大家真的下定决心要做这个手术，建议去正规大型医疗机构，找知名专家面诊，在术前进行详细检查。

朋友们喜闻乐见的问答环节

Q：我想问一下，有的医生会在打玻尿酸的同时在下巴上打肉毒毒素，这有什么用吗？

A：我认为这个医生多半是非常懂行的。第一，颏部的突出只是下颌整体轮廓的局部表现，如果想做出真正平滑细腻的赫本线，需要改变的不仅是下巴颏，还包括双侧的下颌角、下颌缘甚至是颈部。因此，在玻尿酸隆颏的同时打瘦脸针，再微滴注射双侧的下颌缘，这属于下颌轮廓的综合塑形，是现在比较流行的。第二，我们在撅嘴的时候，颏肌痉挛会表现为下巴上的"鹅卵石征"，用肉毒放松颏肌能达到更好的美学效果。

Q：我觉得我的下巴并不小，但是嘴凸，显得下巴小，有什么办法吗？

A：这是一个口腔科的问题。如果是齿列突出导致的嘴凸，最好的办法就是去口腔科正畸，这样就能解决问题。如果真的是上颌骨骨性突出导致嘴凸的话，那得看您的医美愿望是不是特别强烈，因为我们还有另一个手术能够完美地解决您的问题，叫作"上颌骨截骨后移术"。这个手术的难度和风险甚至是上文用来吓唬大家那个锯下颌的手术的好几倍，并且有比较高的致死致残率。有勇气的同学们可以酌情尝试。

Q：假体隆颏手术之后是不是特别容易发生感染啊？嘴里会不会留疤呢？

A：其实这是多虑了，虽然我们嘴里的细菌确实很多，但是口腔黏膜的抗感染能力是比较强的。您想，基本上每个人都有不小心咬破自己嘴巴的时候，就算得了口疮也没有见到大家嚷嚷着要用抗生素，对吧？而且，口腔黏膜的修复能力是很强的，大多数情况下，只要手术之后认真护理，用好抗菌漱口水来含漱，避免吃大量有渣食物的话，切口很快就会愈合了。

Q：我听说有人在口腔里开刀整下巴，这是怎么回事？

A：事实上，假体植入隆颏手术通常都是在嘴里面开刀的。拉一个小口，把假体塞进去，然后再关上切口。这样在外面是看不出来切口的。

额头

额头是我们非常重要的体表美学位点。光滑而饱满的额头是年轻的象征，是求美者竞相追求的目标。

与额头相关的医美项目主要有以下几种。首先是除皱。上面部除皱最常见的就是打肉毒，20~40单位足矣。肉毒毒素不仅可以祛除额纹，同样可以减轻眉间纹乃至鱼尾纹，让上面部皮肤的整体平展度上升好几个等级。还有一项著名手术叫作"上睑皮肤松弛矫正"，俗称"切眉"。这个手术可以在改善眼睑松弛的同时，通过提拉皮肤，明显淡化额纹与鱼尾纹。它属于一项简单的微创手术，又进一步细分为眉上和眉下切口两类。其中眉上切口手术更适合于眉眼间距较窄，眉形偏八字眉的朋友；而眉下切口手术更适合于眉眼间距宽，眉形偏武士眉的同学。相对于把整个额头提起来的额部拉皮提升除皱术，切眉手术更安全也更快捷，因此受到诸多求美者的青睐。

再来就是发际线医美了，我们会在植发的部分说明。

下一项，额头填充。中国人讲究"天庭饱满"，认为饱满的额头是福气的象征。人们填充额头和填充苹果肌是一个道理：饱满等于年轻，凹陷等于衰老。自吹自擂一波，和胖天使一样的丰满的同学们，咱们是最显年轻的！

话说回来，真正额头凹陷的人其实并不多见，但也不知道咋回事，有些人总想用玻尿酸把自己的额头填得特别饱满，恨不得鼓出来一个大包，跟弥勒佛似的，这就过了。

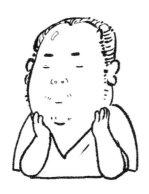

用玻尿酸填充额头，对医生操作的要求还是很高的，必须顺着骨膜外层注射，别想着作死往额肌里面打，更别往皮下打。因为皮下没有脂肪，注射进去的玻尿酸活动不了，就会固定在那里，形成结节。结节里的玻尿酸是人体无法吸收的，还拿不走，只能永久地待在那里，变成一个大包，超级难看。

眼睛

眼睛是心灵的窗户，更是人和人之间沟通的桥梁。有研究显示，在面对面交流的时候，眼睛所传递的信息占所有信息量的2/3以上。甚至有文献指出，在观察女性外貌时，人们首先看的就是她的眼睛。如果眼睛漂亮，就算鼻子不是很挺，人们也会觉得这个姑娘娇俏可爱。

因此，眼整形手术是我国近年来开展最多，受众面最大的手术之一。当然，天上肯定没有白掉下来的馅饼，撇开风险谈收益都是耍流氓。眼整形手术同样是历年以来我国投诉率最高的手术，没有之一。我们说美学、聊技巧，更要懂安全。

所谓的眼整形手术，或者有人叫"眼综合整形"，事实上并不涉及眼球本身。如果我们将眼睛比作窗户的话，这个窗户是不是好看，其实取决于它上、下、内、外四条边的修饰好不好看。

双眼皮

先说上边，有关上眼睑最常见的手术就是重睑成形术了，俗称"双眼皮手术"。

重睑线的自然形成是由于上睑提肌腱有部分纤维穿过前面的眶隔和眼轮匝肌，分布到外层的皮肤上。说白了，就是上睑（上眼皮）的内外层中间有根绳粘着，一睁眼，粘着的地方被拉凹下去，就成了双眼皮了。

粘得好，粘得高，这就是大家说的大宽双眼皮；粘得特别低，有的时候睁眼也看不出来，这叫内双；如果发育不良，导致压根就没粘住，睁眼之后，眼皮凹不下去，这就是所谓的单眼皮。

因此，重睑手术的核心原理非常好理解，就是通过手术来重新建立这个粘连。

对亚洲人来说，一般做双眼皮是做到 7 mm 的宽度。这里的宽度指的是睁开眼睛后两条眼皮之间的距离。稍微窄一点儿，6 mm 就是所谓的韩式双眼皮；稍微宽点儿，8 mm，就是欧式宽双。那么，如何判断啥样的双眼皮适合自己呢？

其实双眼皮的分类无外乎以下几种：最简单的，平行款；还可以做成新月形，弯弯的；最后还一种，扇形的。最常规的就是这三种。

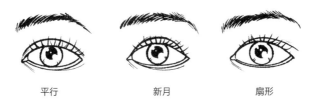

平行　　　　　　新月　　　　　　扇形

有朋友问过我，中国人适合什么样的双眼皮？

中国人和中国人之间区别可大了，新疆人和广东人的外观区别可能比东欧人和美国人之间的区别还大。所以，到底做哪种双眼皮，还是要看自己的实际情况。

一般来说，眉弓越宽、越突出的，鼻梁越高、越挺的，越接近欧美人，就越适合宽一些的欧式双眼皮；如果脸比较平，眉弓较窄，长相接近韩国人、蒙古人，那么建议选择细一些的双眼皮。

做重睑术的取向也跟求美者的年龄相关。一般来说，40 岁以上的女性喜欢宽一些的双眼皮，让别人一看就能看出自己有双眼皮。但是年轻人就不一样了，看不出来的才是最好的。而且时代在变，价值观和审美观都在变，医生也要尊重求美者本人的想法。

做重睑术目前有三种常见方法。

第一种，埋线法。原理超简单，您不是缺粘连吗，我往里面挂线来做个人工粘连。这种方法非常直接，我们可以在不破坏眼睑结构的情况下，直接缝一根线进去，把皮肤和睑板拉在一起，达到建立粘连的目的。好处很多，微创、高效，而且手术还可逆，未来不喜欢了，拆了就是。

但它的问题在于适应证相对而言比较窄。它适合的是一些本身眼皮比较薄，眼睑皮肤张力小的朋友。因为埋线的牵拉力是有限的，如果眼皮自身比较肥厚（俗称肿眼泡），单独采用埋线的牵拉力是不足以在睁眼的时候形成重睑线的，这时候手术效果就会不理想。此外，由于其技术本身原因，用埋线法建立的粘连不可能十分牢固，所以重睑维持时间也相对较短，手术一两年后，即便不取出缝线，眼皮也可能会恢复术前的状态。

肿眼泡，或者期待手术效果维持长时间的求美者该怎么办呢？我们就会建议使用第二种方法，叫"全切法"。直接在眼睑皮肤上，设计一条 7 mm 左右的重睑线，把它切开，去除一部分肥厚的眼轮匝肌，再去除一部分碍事的眶隔脂肪，把眼睑整个修薄，最后用缝线把皮肤和睑板缝在一起，一个礼拜之后拆线，就能达到完美粘连的目的。

切开法适合大多数亚洲人的眼睑情况，而且根据求美者自身眉眼形态的不同，我们可以设计出新月、平行、扇形等各种不同形态的重睑线，也能更加精确地控制双眼皮的宽度。

但是，这个手术也有其问题：相对而言创伤较大，而且结果不可逆。如果效果不佳，比如出现双侧重睑线非常不对称，或者瘢痕增生明显等情况，修复起来就比较困难了。

于是，前有埋线法适应证窄，后有切开法危险性大。想要兼顾二者优点，那就只能采取一个折中之法了。

这就衍化出了第三种方法，叫作"三点小切口"。

说到这里，不得不歪一句，私立医美机构有个流行项目，叫"眼皮抽脂"。但所谓的眼皮抽脂，和"不开刀去眼袋"什么的一样，其实就是一个噱头，完全是混淆概念。您以为真是拿吸脂针吸啊？不是的，眼睑这么薄，不可能打肿胀麻醉液。所谓的眼皮吸脂，正是利用小切口法来祛除眶隔后的脂肪。

再回到三点小切口重睑手术上来。它的原理是在预计重睑线的内、中、外找到三个点，设计三个 5 mm 小切口，分别进行眼轮匝肌和眶隔脂肪的切除（后者就是所谓的眼皮吸脂），然后再进行缝合，在这三个点上建立牢固的内外层粘连，最后以点带线，形成一条平滑流畅的重睑线。手术是用剪刀、刀或者双极电凝来完成的。说白了，它还是一个开刀见血的手术。

看描述就知道，三点小切口法其实是埋线法和全切法的一个折中方案，适合一些眼睑稍微显得臃肿，又不太愿意接受全切法创伤的年轻求美者。

重睑术属于清洁度非常高的整形手术，常规是不应用抗生素的。眼睛有急性感染（比如结膜炎、沙眼）的患者是严格禁止进行此类手术的，必须要等感染治愈之后才能做。同时，我们建议这个手术尽量要避开月经期和一些其他出现凝血功能异常的时期，不然的话，眼皮在术后恐怕要多肿上好几个礼拜才能恢复。

重睑术的过程是怎样的呢？首先是医生设计方案。一般来说，专业眼整形医生都有一套自己专属的、类似曲别针一样的小道具，求美者来了之后，医生把这个道具往求美者的眼皮上一别，像贴双眼皮贴似的，重睑线就出来了。这时候求美者睁开眼睛，看满不满意，如果觉得宽了、窄了，那闭上眼，医生再调整一遍。满意了，那就是它了；不满意，再重复上述动作，直到双方都满意为止。一般来讲，眼整形医生能在 5 分钟内跟您探讨出一个医患双方都满意的方案。

不过，定方案快，不代表手术也快。眼手术是非常精细的手术，医生不能贪图速度。有的时候，一台重睑术甚至要 3 个小时才能做完。原因很简单，双眼要特别自然，对称度和宽度要特别合适，即便仅差一点儿，医生都要拆了重做。一台手术做完后的微调往往要反复好几次。就算是躺在手术台上，双眼看着对称了，还要坐起来看、眨眼看、微笑看、动态看、静态看……医生一旦觉得有点儿问题，那就要重新消毒，重新做，直到从各种角度看眼部动作都没问题后，才能算大功告成。因此，想达到最佳效果，不论是眼整形医生还是求美者，在术中都需要一颗平常心。

手术后最常见的并发症是什么呢？是眼睑水肿和淤青。因此，建议大家要在手术前准备好眼罩、棉垫、冰袋这些东西。在手术后 48 小时内进行加压包扎和间断性的冰敷可以非常有效地消肿和避免出血。

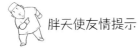
胖天使友情提示

特别说一句，重睑术术后早期严禁热敷，否则会肿得更严重！

另一个常见的并发症是眼睑闭合不全。因为手术后水肿、肌力下降等各种因素，患者的眼睛在重睑术后的早期可能没法完全闭上，这个时候，建议大家一定要在眼睛上涂好抗生素眼膏，避免眼睛长时间暴露在空气中，否则有可能会得结膜炎，甚至出现更严重的角膜溃疡。

女性更看眼睛，男性更看鼻子，因此做重睑术的女性求美者占了绝大多数。男性也有要求割的，但是少。

公立医院有时候会拒绝给男性求美者做重睑手术，除非他真的达到了眼睛小到看不见，影响了生活的程度。而有些不正规的私立医美机构则相反，无论男女，只要您提，他们大都会接单。

价格上，一般来讲，公立医院整形外科做重睑术大约是一万元左右，高一些或低一些都有可能，但不会太离谱。私立医院价格浮动很大，从小几千到大几万不等。重睑术贵到数万块钱的，可能这个医生非常知名，已经形成了自己的品牌；但如果便宜得过分，那有可能是拿您练手，请务必警惕。

可能很多人不知道，眼科也能做重睑术，而且有很多眼科医生做得相当不错。

眼科医生专攻眼睛，因此他们远比一般整形外科医生更了解眼眶周围的解剖学知识，也更熟悉眼部手术。而他们之所以会做重睑术，是由于重睑术仅仅是他们必修手术——上睑下垂矫正术中的一个步骤。

这里我补充说明一下，需要做重睑术的三种常见情况：上睑肥厚、上睑皮肤松弛和上睑下垂。它们其实分别对应了三个完全不同的概念。

上睑肥厚指的是上睑脂肪多，睁眼睁不出来双眼皮，因为一堆脂肪在上面挤着；上睑皮肤松弛指的是随着年龄增加，重力导致皮肤越来越松弛，原本可能存在的重睑线被遮住了；上睑下垂指的是眼睛睁不开——完成睁眼动作的重要肌肉是上睑提肌，它受动眼神经支配，如果上睑提肌或动眼神经出了问题，患者睁眼就需要转而调动额肌的力量，一旦眉毛被按住，眼睛就睁不开了。如果是以上三种情况，那么医生不仅要解决美学上的不足，更要解决患者睁不开眼的功能问题。这是需要去眼科做手术的。常见的眼科手术有上睑提肌折叠、额肌瓣悬吊术等，这些手术都需要利用重睑切口来打开眼眶与提肌之间的通路，因此，重睑手术是上睑下垂矫正手术中的步骤。所以，眼科医生在学上睑提肌手术的同时，自然就必须学会做重睑术。

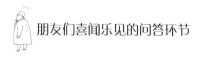

朋友们喜闻乐见的问答环节

Q：瘢痕体质的人是不是无缘做重睑术了？

A：什么叫瘢痕体质？这是一个很有趣的话题。真正是瘢痕体质的人其实很少，就像大家说我对什么东西过敏一样，很少是真的对那个东西过敏。真正的瘢痕体质是平时一次普通的蚊虫叮咬就长出一个大包，如果您是这样，就可以说您属于瘢痕体质。基本上，以为自己是瘢痕体质的人 90% 都不是真的瘢痕体质。而对于确诊是瘢痕体质的人，一般不推荐做全切式的重睑术，如果要做的话，可以考虑埋线式的。

Q：内双和单眼皮的区别是什么？

A：虽然都叫双眼皮，但既有很大很宽的双眼皮，也有韩式双眼皮，还有内双。如果水平视野中看不见重睑线，这就是内双。换句话说，就算是韩式双眼皮，如果我比您高 40 cm，我在您对面站着，看得见您的双眼皮吗？看不见。内双同理，只不过是因为您的重睑线的位置太低了，所以才叫内双。而单眼皮和内双还是不太一样的，也被叫作"单睑"。它是指重睑线所在位置和里面的睑板没有纵形的纤维连接，或者是纤维连接不牢靠，导致您在睁眼的时候上睑提肌无法把这道褶给折出来。当然，由于从正面看不见，我认为内双也可以算作广义的单眼皮。

眼袋和泪沟

我们再来说下眼睑。下眼睑最常见的手术就是睑袋整形了，俗称"祛眼袋"。

说起眼袋，我们先得了解一下衰老。为什么人的面部会衰老？衰老时有什么表现？

　　我们脸部的衰老其实体现在多个层次，包括皮肤水分流失、皮下软组织变薄、皮下脂肪萎缩、韧带松弛和下垂，以及骨骼退缩等，它是个全层次的衰老过程。而眼袋的形成，其实正是面部衰老的局部体现。

　　究竟什么是眼袋呢？

　　从下眼睑到鼻泪沟区域有两坨肉：上面横着那坨贴着眼睛的，叫"卧蚕"，由肥大的眼轮匝肌构成，是我们青春美丽的表现，不仅不能祛除，有人还专门想做出来。下面那一坨软乎乎，咕吱咕吱凸出来的才叫眼袋，是疲惫和老化的表现。

　　眼袋一旦形成，它底下往往就会有一道明显的凹槽，这个东西叫作"泪沟"或者"鼻泪沟"。它又是怎么来的呢？由于眶骨下缘和外面皮肤之间有紧密粘连的韧带，在衰老松弛过程中，上面的眼袋由于松弛下垂，凸出来了，但下面的韧带不松，于是它们中间的皮肤就凹进去了，形成了一道沟，这道沟就是泪沟。

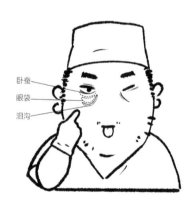

卧蚕
眼袋
泪沟

　　眼袋的主要成分是眶隔脂肪。有的朋友可能会感到困惑：医生，您不是说脂肪变少了吗？不是说脂肪萎缩了吗？那眼袋怎么显得越来越大了？

　　事实上，随着衰老的发生，眶隔脂肪只会不断萎缩，绝不会增加，但是脂肪外面的"套子"会变松。因此，眼袋形成的原因是眶隔和浅层支持纤维松弛，造成原本被压在内层的脂肪疝出到了外面，变成了鼓囊囊的一团。

　　怎么祛眼袋呢，把眶隔脂肪全取出来？如果这样做的话，眼袋是没有了，但整个眼周会完全凹陷，跟一骷髅似的，比有眼袋还难看。

　　所以，祛眼袋的重点在于，要尽量让面部在手术后恢复平整，让脂肪留在它们该待的地方。有的医生在做祛眼袋手术的时候甚至压根不切除任何眶隔脂肪，而是"废物利用"，把这些脂肪用于填充泪沟。

　　为什么呢？因为有些求美者面部问题的症结其实并不在于眼袋有多凸出，而主要在于泪沟的凹陷。因此，只需要想办法把泪沟填平了，眼袋问题自然就会得到解决。利用眶隔脂肪下拉就可以做到这一点，如果想更微创，填充其他部位的自体脂肪或玻尿酸同样可以填平泪沟，达到类似的效果。

　　还有一些求美者的"眼袋"问题来源其实既不是睑袋本身，也不是泪沟，而是黑眼圈。无论是由于血管源性，还是由于3D空间性视觉效果而产生的黑眼圈，都会在视觉上加重眼袋的突出感。这种时候也未必非要手术不可，也许在泪沟、黑眼圈部位打点儿非交联玻尿酸，遮住黑眼圈，填平泪沟，改善视觉效果，就能达到面部年轻化的效果。

　　当然，祛除大部分严重的眼袋仍然要依赖手术，主要有两种方法。其一叫"外路法"，适合下睑比较松弛，皮肤冗余量比较大，需要切除部分赘皮的求美者。我们直接从下睑缘的下方做一个横行切口，切除多余的皮肤和疝出来的部分眶隔脂肪。而对于一些皮肤相对比较紧致，眼袋不是特别大的青年朋友，我们可能会采取另一种方法——内路法，也就是人们常说的"无痕眼袋"。不过，无痕眼袋其实是种忽悠人的说法，如果真的无痕，那眼袋里的脂肪怎么可能取得出来呢？

无痕眼袋其实是在下睑结膜里做切口。第一步，把下睑结膜翻过来；第二步，结膜内做小切口；第三步，把眼袋眶隔打开，把脂肪拿出来；第四步，从结膜里面用可吸收缝线缝上切口。这样手术的痕迹在眼睑里面，在体表看不见瘢痕，还不用拆线，所以号称"无痕"。

有的时候，眼袋手术名称后面还会加个后缀——叫"眶隔脂肪释放"。这又是啥呢？上文提到过，针对一些泪沟凹陷求美者，我们可以把他们的多余眶隔脂肪拉下去，填充在下方泪沟凹陷的位置——移山填海，既祛除眼袋，又填平泪沟，一举两得。这就叫"眶隔脂肪释放"，其实就是一种脂肪的再分布技术。

它听起来简单方便，难度不大，但无论是祛眼袋本身，还是眶隔释放手术，仍然属于专业的眼整形医疗范畴，对医生的操作技术和审美水平都有较高的要求。

除此之外，无论哪种睑袋整形手术，都需要医患之间有比较默契的配合。在手术之前，作为患者，您要练习几个小动作：第一个动作，长时间翻白眼，这样能让医生在打麻药时保证不会伤到角膜；第二个动作，睁眼睛张大嘴，做这个动作的时候，下眼睑的张力是最大的，这有助于医生确定应该切除多少皮肤，不至于让您在手术之后闭不上眼睛。

关于手术禁忌证、手术之后的冰敷消肿、眼膏的外用和重睑手术是一致的，在此不再赘述。

 朋友们喜闻乐见的问答环节

Q： 祛眼袋之后，如果作息不规律，会再长出眼袋吗？

A： 当然是会的。不仅是不规律，即便您作息很规律，每天注意休息，眼袋都有可能在未来的某个时刻复发。如果想让眼袋复发得晚一些，我们应该更注意休息和用眼卫生。

Q： 祛眼袋手术的效果能维持多久？

A： 祛眼袋手术的效果能维持多久，取决于您的用眼卫生以及医生的水平。祛眼袋分为两种，有不去皮的，有去皮的。不去皮的就是内入路的祛眼袋，去皮的是外入路的祛眼袋。一般来说，年纪比较大、眼睑比较松弛的求美者需要做去皮的祛眼袋手术，即外入路；比较年轻的、眼睑弹性比较好的求美者一般做内入路的祛眼袋手术。做外入路祛眼袋的话，如果求美者皮肤弹性比较差，再加上有些医生的胆子比较大，去的皮肤比较宽，那效果维持的时间就相对比较长，最长可能可以维持 10 年时间。一般情况下，手术效果可维持 3~5 年。

黑眼圈

聊完眼袋，再说说大家深恶痛绝的黑眼圈。

黑眼圈虽然名字里有个"黑"字，但其实颜色并不固定。总体上来说，根据其形成原理，我们一般将黑眼圈分为青色、茶色、黑色三种。作为一名喜欢烟熏妆的小姐姐，如何才能获得"心仪"颜色的黑眼圈呢？

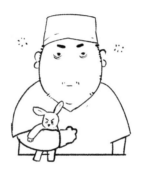

三种颜色，当然也就分别指向三条形成途径。

第一条叫"废寝忘食"："作死"熬夜，疯狂用眼，拒绝休息。一般人熬夜，不是在盯着电脑加班，就是在熬夜刷剧。大家知道，走路走多了会有下肢静脉曲张，长期用眼过度也一样。一直盯着某处看，会导致眼周静脉逐渐充血迂曲、回流不畅，再加上长时间面对屏幕，就会造成皮肤的光老化，从外表看上去，眼袋下方薄薄的皮肤内就能显现出曲张静脉的青黑色。这就是所谓的"血管型黑眼圈"，俗称"青色黑眼圈"。

第二条叫"辣手摧花"：我就喜欢用劣质化妆品，化完眼妆就不卸妆，每天还坚持在太阳底下暴晒五小时，闲来无事再吃一点儿有肾毒性的"秘方"。长此以往，眼睑水肿，眼周皮肤快速老化，出现大量色素颗粒沉积。这就是"色素型黑眼圈"的由来，俗称"茶色黑眼圈"。

第三条叫"老骥伏枥"：上文讲过，随着年龄增长，我们必然会出现面部衰老。体现在眼睛上，就是脂肪流失、睑袋突出以及泪沟凹陷。在自然光照射下，睑袋与泪沟形成的阴影就是所谓的"结构型黑眼圈"，又叫作"黑色黑眼圈"。

有的同学表示，我很冤枉啊，我年轻快乐、喜欢运动、积极防晒，每天睡眠时间都能保证，就算忘了男朋友都不会忘记贴面膜哦，为什么还是长出了一对又大又宽的黑眼圈呢？

这就只能归咎于遗传和随机现象了（不要揍我，这是真的）。当然，我命由我不由天，黑色的夜虽然给了我黑色的眼圈，但我可以去做医美啊！

在决定开展治疗前，首先要对自己的黑眼圈有一个判断：我的黑眼圈是哪个类型呢？

上文提到了三个类型：血管型、色素型、结构型。这三个里面最好判断的就是结构型，因为它是自然光下的阴影。想诊断或排除这类黑眼圈超级简单，只需抄起个手电筒，对着自己一顿猛照就行了，看看在无影灯打光之下，眼圈还黑吗？

——不黑，好的，您是结构型。

——天哪，还黑，而且更黑了。这个时候我们就要考虑它可能是血管型或者色素型黑眼圈了。

上文讲到，血管型黑眼圈偏青色，色素型黑眼圈偏茶色。但如果没有参考的话，有经验的医生也很难用肉眼分得清楚。目前比较靠谱的手段是去整形或皮肤科门诊做一个伍德灯检查，这样才能比较准确地区分血管型与色素型黑眼圈。

但在真正的临床工作中，80%以上的黑眼圈类型，并不是以上说的任何单独一种，而是混合型黑眼圈。福无双至，祸不单行，这种黑眼圈往往是多种因素共同导致的结果。这个时候，要想改善外观，我们就要挑造成黑眼圈的最主要的因素下手。

先说色素型黑眼圈。它的主要治疗方式有两种，一种叫化学剥脱，一种叫光电美白，这些其实都是医疗美容中的"老熟人"了。

所谓化学剥脱，就是将一些酸性化学剥脱剂（比如三氯乙酸、果酸、乳酸）涂在皮肤上，把带有色素的表皮和浅层的真皮烧掉，俗称"刷酸"。这种治疗要注意的有三点：其一，胖天使建议去大医院的皮肤科刷酸，因为刷酸必须保证药剂分布得非常均匀，同时如果遇到危险情况要能够快速得到救治；其二，在术后半年之内都要严格防晒，如果防晒不当，新长出来的皮肤颜色可能会更深；其三，如果除了色素沉积外，还伴有比较明显的血管型黑眼圈的话，那我们不建议进行刷酸，因为这很可能导致刷酸之后血管型黑眼圈进一步加重。

继续说光电美白，即用光电热量祛除皮肤色素沉积。这个技术相对而言较成熟，如钇铝石榴石激光（YAG）、二氧化碳点阵激光等比较传统的剥脱性激光祛除色素的效果不错，但缺点是能量太大，如果您比较贪心，想一次治疗就解决所有问题，就会欲速则不达，烧坏正常皮肤，导致表皮灼伤，出现水泡、瘢痕或新的色沉。相比之下，一些如皮秒激光或强脉冲光的非剥脱类光电项目的治疗效果与前者基本相同，但副作用更小，安全系数也更高。因此，目前市场上常见的光电祛除黑眼圈项目以非剥脱类光电项目为主。[①]

　　再讲讲结构型黑眼圈。结构型黑眼圈应该算是一种"假黑眼圈"，因为它不是真的色素沉积，而是阴影。造成它的元凶是面部衰老、脂肪萎缩和眼睑下垂。针对这些问题，我们可以用激光、射频等紧缩技术让下睑皮肤收紧，使用自体脂肪或玻尿酸来填充泪沟，包括必要时手术切除眼袋。结构性阴影消失了，黑眼圈自然就不复存在了。此外，这类项目同时做到了眼周皮肤紧缩和眼袋祛除，不仅很好地改善了黑眼圈面容，还能够达到面部年轻化的目的。

　　最难处理的其实是血管型黑眼圈。虽然有些文章或广告宣称，YAG、皮秒都对血管型黑眼圈有一定效果，但是做了之后求美者就会发现，激光治疗的实际效果远远比不上广告宣传得那么神奇，有时候甚至对血管型黑眼圈完全无效。

　　对于比较深层次的血管扩张，您可以通过在浅层注射一些玻尿酸或自体脂肪进行部分遮挡，和我们上文讲到的结构型黑眼圈一样，两者都可以通过注射治疗缓解。但如果您想彻底解决血管型黑眼圈，那只能做手术，包括硬化剂注射或小切口静脉剥脱等，方法其实和下肢静脉曲张的治疗模式一样。但和下肢静脉曲张手术相比，眼周静脉曲张手术的精密度更高，风险也更大，相对而言性价比太低，因此胖天使个人不推荐。

　　说了这么多，到底有没有对所有类型的黑眼圈都有效，又简单、又没有副作用的方法呢？想要解答这个问题，我希望每个人都先认真反思一下，我们为什么会出现黑眼圈。是否是因为太累

[①] 此处剥脱与非剥脱类激光的区别为治疗后皮肤是否会结痂，会结痂的即为剥脱类激光。——编者注

了，用眼过度了，最近太不重视皮肤保养了？如果是这样的话，解决黑眼圈问题的根本其实在于改变生活习惯。保证睡眠、避免疲劳，做好面部的防晒和保湿，这些比做任何医疗美容项目都更加重要。

除了生活规律之外，还有一些褪黑美白的护肤品也有一定效果。比如最常用的氢醌乳膏、一些富含维生素、维 A 酸的面霜和眼霜都会对黑眼圈起到一定的美白作用。

 朋友们喜闻乐见的问答环节

Q：胖天使，哪种黑眼圈最常见？

A：混合型是最常见的，很少有人的黑眼圈是单一类型的，只不过是要看哪种黑眼圈占主导。因此，黑眼圈的治疗也是综合治疗。

Q：最近黑眼圈特别重，网上说是肾虚，该怎么补啊？

A：很有意思的问题。中医认为：肾为先天之本，受五脏六腑之精而藏之。肾虚得补，可中医里面指的"肾"和"肾气"，其实更接近于西医中的"生长发育"和"生殖功能"。我们说的能够导致黑眼圈的"肾病"，指的是西医中的"肾脏病"，与中医所谓的"肾虚"是有很大差别的。肾脏有几大功能：一是排水，出现问题的话眼睑会水肿，导致眼袋突出；二是排毒，毒素在体内积累着，慢慢地就会有色素在眼眶周围沉积；三是促进造血，出现问题后会导致贫血、皮肤苍白，显得黑眼圈更突出。

我们判断黑眼圈是不是与肾功能不全有关，首先看症状——有没有经常头晕、恶心、没劲、皮肤苍白，每天的尿量是不是正常？如果真的很担心的话，其实特别简单，去医院体检，验尿就能确认肾功能是否有问题。

开内眦

说完眼眶的上下两边，再说内侧。很多亚洲人的内眼角长着一块皮，它叫"内眦赘皮"，俗称蒙古褶。

首先澄清一下，"蒙古褶"，包括"蒙古眼"这种说法，不仅不带有任何地域歧视色彩，反而是一种比较科学的称谓。这里的"蒙古"指的是世界三大人种之一的蒙古人种，也就是黄色人种。换言之，咱祖国全境的人，全算蒙古人种，有时候"蒙古人种"和"亚洲人种"这俩概念都可以模糊替代。虽然这种划分方式已在人类学学界被弃用，但"蒙古眼"这种说法还是广为流传。

相对于高加索人种，我们眼睛的特点就是单眼皮、厚眼睑（即所谓的"肿眼泡"），以及有比较明显的内眦赘皮。这样会显得整个眼裂比较小，眼睛不太能睁得开。加上我们亚洲人本身眉弓、鼻梁比较低，就会显得整个面部缺乏立体感。

蒙古褶不仅会导致我们眼睛显小、内眦圆钝，有时候甚至会遮挡视野。不过，在临床中只要求解决内眦赘皮的求美者其实比较少，大多数都是为了同时搞定单眼皮、肿眼泡、蒙古褶这三联征来整形外科门诊咨询的。

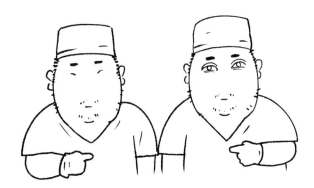

　　要解决这些问题，说简单也简单，方法只有一个，就是手术。双侧重睑、切除多余眶隔脂肪、内眦开大成形，这三件事用一个手术就能解决。术中的重睑和眶隔脂肪切除部分和前文介绍的重睑术并无区别，唯一新颖之处就在于同时做的内眦开大，即切除冗余内眦皮肤和中间部分肥大的眼轮匝肌，让内眼角恢复原有的形态。

　　做完这个手术，眼裂向上和向内会有小幅度增大，一般来说在 2~4 mm 左右。如果您要做得自然一点儿，增大的幅度基本上就在 3 mm 以内。所以，千万别想着原本一双特别袖珍的蒙古眼，做了重睑加内眦开大后就能立马变成闪闪的"漫画眼"，不可能的。而且如果真变成那样的眼睛，脸从整体上看也不好看啊。

　　一些朋友初入医美大门，完全不懂其中的门道，只是被周围人说得多了，或者偶然去了一些机构咨询，就嫌弃自己眼睛小，想把它变大，但又怕开刀，就会想着：有没有其他办法能够达到"微整"的效果呀？门诊时，胖天使常遇到这类求美者询问：眼睑吸脂好不好做，埋线重睑好不好使？我会跟他们说，对于肿眼泡加内眦赘皮的情况，这俩办法其实是行不通的。

首先说眼睑吸脂。前面讲双眼皮的时候说过了，这就是个伪概念，实际上就是祛除眶隔脂肪，还是要动刀的。这个手术通常也要配合重睑术一起做。在肿眼泡上做重睑术，比如埋线重睑术，如果不祛除眶隔脂肪，那求美者做完了一闭眼，就会肿上加肿，根本无法形成流畅的重睑线。如果只祛除脂肪，不做双眼皮呢？眼睑上动了刀子，留了一个切口，或大或小都是个疤，那不如一不做二不休，弄个双眼皮出来，眼睛大了不说，还能遮挡瘢痕呢。

所以，对于蒙古眼来说，祛除眶隔脂肪和重睑成形这两个项目通常是绑定在一起做的。

再回到内眦赘皮，也就是蒙古褶的问题上来。到底是不是所有内眦赘皮都值得在重睑术同期做开大？这其实取决于您的内眦赘皮到底有多重。轻度内眦赘皮没有必要强行开大。开完之后，整个内眦脔肉露在外头，红不呲咧的其实不一定好看。一些著名影星其实也是有内眦赘皮的，但您不也总叫她们"神仙姐姐"吗？所以说，适合就好，自然也挺美。

内眦开大是要配合上下睑弧度的。内眦成形通常会和重睑术一起进行，这样可以共同做出一道自内向外的、连续的重睑线。对于做双眼皮的同学来说，同期开内眦也能保证重睑线能够从内眦点开始，一直平滑地过渡到外眼角。

开内眦的术式选择超级多，从开始的"Z"字改形术、四瓣，到现在比较常用的皮肤重置法等，始终就是追求两件事：形态自然、少留疤。

　　做内眦开大，能不能完全不留疤呀？绝对不可能。这个手术必然、一定会留疤！而且这个疤还跟重睑术的不一样，是无论如何都会被看见的。以我们整形外科医生为例，偶尔我们也会看走眼，把大师们做的双眼皮案例认成"妈生眼"。但只要做过内眦开大，不论主刀医生技术有多高超，整形外科医生都能保证"一眼准"地把手术痕迹瞅出来。而且，即使您手术后每天都刻意专门去遮瑕，这个瘢痕也将会伴随您相当长一段时间——直到您自己无视了它的存在。

　　想要减小瘢痕，除了靠医生的手艺之外，还有赖于手术后的清洁以避免感染、防晒以减少紫外线照射和使用硅凝胶类药物辅助祛疤，等等。

　　最后说句题外话，有人觉得蒙古眼没精神、不立体，但你们知道吗？所谓的"精致高级脸"，衰老起来是很快的，平平无奇的蒙古眼反而特别"冻龄"。

　　退一万步说，彼之蜜糖，汝之砒霜，胖天使就觉得蒙古眼好看。这也没毛病啊，很多老外对"好看的亚洲人"的长相描述中，就包括一对炯炯有神的蒙古眼呢。所以，我们真的没必要非往所谓的"国际化"审美潮流靠拢。这就是一围城，谁知道20年后的审美趋势又是啥呢。

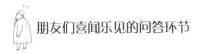

朋友们喜闻乐见的问答环节

Q：有内眦赘皮，眼部分泌物较多，做内眦赘皮的手术能改善吗？

A：不能。分泌物和有没有内眦赘皮没关系，分泌物是泪腺分泌的，只是在内眦胬肉这个地方聚集，并不能靠做内眦赘皮的手术来改善。

Q：睫毛扎眼睛，可以通过眼部整形解决吗？

A：可以的。睫毛扎眼睛，就是睫毛长到眼睛里了，学名叫倒睫，是会导致结膜炎等一系列问题的。这是个病，手术叫倒睫手术，这不是一个美容项目。建议去眼科做，而不是去整形外科做，因为在眼科做还能走医保报销。

其他

除了上文介绍的，还有很多与眼部相关的整形项目，比如上睑下垂矫正，还有不靠谱的开外眦、眼睑下至术，等等。

为什么说开外眦、眼睑下至术不靠谱？所谓的开外眦，就是开外眼角。咱们亚洲人或多或少都有点儿内眦赘皮，因此上文提到的开内眦、祛赘皮，让眼睛显得有神，这无可厚非。而开外眦就不一样了，我们的外眦本来就是开的，为什么非要进一步开大呢？做这个手术，虽然可能会让眼睛显得更大，但同时必然会产生明显瘢痕，开外眦之后形象会很不自然，属于得不偿失，因此公立医院的医生几乎不会同意开展这样的手术（先天性小眼畸形患者除外）。

眼睑下至又是啥呢？这手术又叫"无辜眼"手术，号称能做出三面露白的大眼睛，显得人神情无辜可怜。这手术的原理就是把下眼睑向外下侧进一步拉开，是一种迫使眼裂变得更大的"邪术"。"无辜眼"是一种被网络带歪的畸形审美，和"精灵耳"、去肋骨瘦腰没有本质区别。手术完毕后，眼睛的确三面露出巩膜，但绝对和可爱无缘，反而会显得很可怕。除此之外，增大的眼裂还会导致以结膜炎为代表的各种急慢性感染发生的概率大大增大。

 划个重点

眼睛整形总共四个面：

上面：重睑术，埋线法、切开法、三点法适合从薄到厚的不同眼皮；

下面：睑袋整形，内外两个路子，分别适用于皮肤松紧度高、低的人群；

内侧：内眦开大手术，术后注意避免瘢痕增生；

外侧：外眦开大手术，哼哼，压根不要做！

聪明的你，都记住了吗？

鼻子

有文献称，在社交中，对女性面容的主要关注点在于眼睛，而对男性，关注点则更在于鼻子。我们很少听人夸男性有双"水灵灵的大眼睛"，很多男明星眼睛小得跟绿豆一样，但只要他鼻子好看，人们也会觉得他长得很酷。这部分，我们就来聊聊鼻部整形。

鼻子

鼻子位于面部正中，按照传统人体美学"三庭五眼"的说法，从上往下看，上到鼻根、下到鼻基底，应该正好占面部中间的 1/3 区域。而从水平方向看，两侧鼻翼缘之间的距离大概是面部宽度的 1/5。从侧面看，鼻子在面部会形成一个类似帐篷的凸起，而且产生三个相对固定的角度，即鼻额角大概 120°～130°，鼻尖角略小于 90°，鼻唇角略大于 90°。

在描述了一个标准鼻子的位置、大小还有形态之后，我们再来看看自己的鼻子长什么样。亚洲人种的鼻子有什么特点呢？

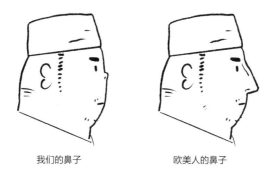

我们的鼻子　　　　　　　　欧美人的鼻子

首先，我们鼻根的起点比较低。欧美人的鼻根恨不得从眉心就凸起来了，但咱们的鼻根通常来说是与双眼齐平的。

再说鼻背。欧美人鼻背直直的，一条线就下来了。而亚洲人，特别是在东南亚一带比较常见的面容是：鼻背像马鞍一样有点儿软软地趴在脸上撑不起来，比较严重的直接被叫作"鞍鼻"。有时候，即便鼻背能够撑起来，但往往还是有个弧度，并不是一条直线下来的，这样就显得鼻头稍微有点儿翘起来，即所谓的"韩式小翘鼻"。

我们的鼻尖和鼻翼与欧美人的也长得不一样。亚洲人的鼻头通常比较圆钝，鼻头下面的软组织多，但支撑起这个软组织鼻头的双侧鼻翼和鼻中隔软骨却常常发育不良，导致鼻头太肥大，抬不起来，鼻翼也向两侧扩张，鼻孔从下面看是圆形的，而不是我们所喜欢的、向内收的椭圆形。

而且，上文描述的还是一个标准亚洲人的鼻子情况，来就诊的求美者的鼻子情况可能比这些还要糟糕。有些人从鼻尖到鼻背，整个高度就没抬起来，这种叫"低鼻"；还有一些人的鼻背长度不够，特别短，从正面看就像小猪鼻孔，这种叫"短鼻"；最惨的还是有些朋友既低鼻又短鼻。这时候，医生就会发现求美者的鼻根、鼻背、鼻翼、鼻头到处都是问题，单独靠改善一处形态是无法挽救这个非常"悲惨"的鼻子的。

鼻综合

怎么办呢？

那就一起解决呗。于是，我们就把这种需要同时进行至少两项手术的鼻整形技术称作"鼻综合整形术"，简称"鼻综合"：鼻根、鼻背抬高，鼻翼缩窄，鼻孔缩小，肥大鼻头修薄，甚至鼻中隔偏曲或一些轻度驼峰鼻的矫正通通可以包含在其中。

求美者觉得自己的鼻子不好看，不够自信，想做鼻综合。这时，新的问题就来了：鼻综合到底怎么做，能做成什么样，又伴随着什么风险呢？

从解剖学角度来说，鼻子之所以低和短，根本原因是支撑起这个"帐篷"的"架子"——也就是鼻中隔软骨两侧的鼻翼软骨不够坚挺。因此，把鼻子做高、做长，结实的"架子"是必不可少的。这就涉及一个关键问题：拿什么来搭这个"架子"？

2005 年以前，最常用的"架子"是硅胶假体。把一个柳叶形或 L 形的假体直接垫在鼻骨外，抬高鼻背、塑形鼻尖、延长鼻小柱，一气呵成。硅胶假体植入手术的优点很多：总体损伤很小，而且过程短、平、快，美学效果还特别好。

当然缺点也是很明显的。首先，这毋庸置疑属于异物植入手术，但凡异物植入，都有一系列潜在的并发症风险，比如腔隙感染、假体的变形移位，等等。严重的时候，硅胶假体能扎破鼻背或鼻黏膜，导致鼻腔往外哗哗流脓。如果到了这个地步，医生就不得已地要把硅胶假体这个异物给取出来，充分清创、清洁腔隙，而且求美者在一定时间内可能都要保持这种异物取出后的鼻畸形状态，等待二期手术修复。

为了减小并发症出现的概率，鼻假体手术有了一系列的改进。比如，可以用自体筋膜或脱细胞异体真皮包裹假体，以避免出现感染。但是即便如此，异物植入手术出现远期并发症的概率还是比较大。

其次，硅胶假体手术虽然能达到极佳的外观效果，但很容易被看出来。内行看了"一眼准"自不必说，就连没有任何医美知识的朋友也能轻易分辨。在强光下，硅胶假体鼻其实是半透明的，而且只要用手一摸，就能摸出鼻梁皮肤下面的异物。

总而言之一句话，单用硅胶假体做鼻子，还是不够自然。因此，2010 年以后，很多医生更倾向于用自体软骨来完成鼻综合手术。

在用于搭"架子"的自体软骨中，两个地方的软骨用得最多。首先是耳朵，耳朵里面耳甲艇、耳甲腔的软骨，被拿下来之后不太会破坏耳郭形态。此外，作为人体内非常稀少的弹性软骨，耳软骨做成的支架在术后的手感非常软且形态自然。但这也是一个缺点。比如一些蒜头鼻的同学鼻子太低，双侧鼻翼分离，压根看不见鼻梁，这种情况是需要强力支撑的。不仅如此，由于其鼻中隔软骨发育不良，因此鼻子还需要大量的软骨支架来支撑。然而，耳软骨又软又少，无法担当重任。

此时，最佳的备选软骨就变成了肋软骨。肋软骨很多，而且结实，能被雕刻成您需要的任何形状。无论鼻子发育成什么样，哪怕没鼻子，用肋软骨来作为全鼻再造手术的支架都是绰绰有余的。但肋软骨手术同样存在弊端，最大的问题就是胸上要挨一刀。此外，还要考虑手术大、创伤大、瘢痕增生，还有导致疼痛、恢复慢、气胸等风险。同时，肋软骨手术对医生的雕刻手艺也有更高的要求。因此无论从任何角度看，肋软骨鼻综合手术都算一个高风险手术。

大家知道，我国手术分级系统根据风险和难度将各种手术分为四个级别。其中隆鼻手术属于三级，如果求美者是初次进行隆鼻，允许二级医院实施该手术。但是如果做比较难的项目，如需要用肋软骨来支撑鼻子的鼻畸形矫正或鼻缺损修复手术，或者更进一步，比如被狗咬伤或肿瘤手术切除后的鼻再造术，就通通属于四级大手术，需要去三级医院做。

肋软骨鼻综合手术的另一大问题在于求美者经常面临远期修复。因为肋软骨会慢慢变形，所以近八成做该手术的求美者需要在 5 年内做 1~2 次修复。如果支撑的架子歪了，那整个鼻子当然就歪了，必须适时修复。相对而言，因为耳软骨比较薄，弹性较好，变形概率不大，因此耳软骨不大会造成此类问题；至于筋膜就更好说了，因为筋膜压根就不变形，所以需要修复的概率几乎没有。

有些求美者觉得自己的鼻孔大，鼻翼特别宽，想把鼻孔缩小点儿，这靠一个相对简单的鼻翼缩窄手术就能实现。该手术在鼻翼基底做切口，把两边鼻翼往内推即可完成。由于在我国人群中鼻翼增宽很常见，该手术曾流行过一段时间，但因为这个手术常会导致瘢痕形成，加上鼻翼本身容易冒油，瘢痕不好愈合，很容易形成两道特别明显的红疤，让人一眼就能看出来，所以现在正规医院做得也少了。

最终采用什么方法来进行鼻综合手术，第一取决于您自己鼻子的先天条件，第二也要看给您做手术的整形医生更擅长什么手术。

说到医生，这就涉及遴选医生的问题了。大家做个小测验：假设我是一名求美者，由于鼻子长得不好看，去咨询了三个医生，他们给了我三种不同意见，我该听谁的呢？

第一个医生是这么说的：

"你这个……不好看！不好做！短，鼻子拉不起来。你自己瞅瞅，皮肤这么紧根本拉不下来。你还不想用肋软骨？耳朵这么软，不用肋软骨做不了，找别人吧！"

第二个医生这么说：

"您这个鼻子呀，比较短，您又要延长，又要撑起来，是很难的，其实我们还是建议拿肋软骨比较合适。但是您不接受肋软骨的并发症，对不对，而且疼，恢复周期也长。那您可以尝试一下用双侧耳软骨。双侧耳软骨的量应该是够的，我觉得大概延长……7 mm 左右应该没什么问题吧。做成一个韩式小翘鼻。把鼻头给做精致一点儿，我觉得还是比较适合您的。而且看您的眼睛，不是凹得特别严重的，所以做成这种翘鼻更符合我们亚洲人的审美，对吧？"

第三个医生再换种说法：

"啊，我觉得完全没问题！您这种情况我们还是见过很多的，我觉得您这种情况用单侧耳软骨应该没有什么问题，而且我们做微创、腔镜鼻综合手术是我们中心最擅长的，大约两小时就能完成手术。而且您看，我们这儿还有案例照片，这是之前有人做完的样子，他的情况跟您差不多，他做完之后当天就出院了，效果非常非常好。我觉得可以尝试一下，完全可以达到您的要求，而且手术风险也不大，对不对？"

问题来了，上面哪一个医生说的话靠谱？

熟悉胖天使套路的朋友都知道，肯定该选第一位医生。

第二个医生什么地方不靠谱呢？他说延长 7 mm，但这一般是做不到的。鼻头能向前延伸 4~5 mm 已经很不错了，而且如果鼻子的"帐篷"本身就小，却要强行把它撑高的话，就很有可能在手术后出现变形，甚至是假体穿破皮肤顶出来的情况。有的鼻子外面没变形，求美者还觉得挺高兴，但这种情况可能更糟糕，因为多出来的假体会往鼻腔里压，最后堵住呼吸道，造成更严重的后果。于是您说，那 OK 啊，我外面也不想压，里面也不想压，那我把鼻黏膜上头的这些软组织全都给切了，修得特别薄，这下就不会堵了吧？这样更是彻底完蛋：鼻甲结构可能已经被破坏掉了，鼻子会通得太厉害，导致空鼻综合征。前文提过，患该病的患者是非常痛苦的，而且这是损毁性手术导致的，因此很难修复。

再说第三个医生，这就更别提了，这就是一个托儿嘛。您想要什么，他都能满足，全都顺着您的心意走，这能信吗？

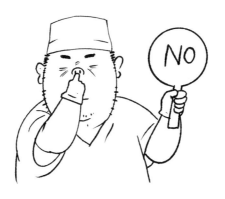

用以上三个医生的例子想跟大家说明什么问题呢？我们在追求鼻整形医美的过程中，虽然您第一时间可能无法辨别医生的各种建议是合理的还是不合理的，是否能满足您的要求，但是千万不要主观地根据医生的语气、措辞就盲目信任或排斥。

胖天使衷心地希望大家能够适当地珍惜那些在手术前对您态度不好、话里带刺、甚至给您泼冷水的医生。对那些在手术前让您如沐春风、心花怒放甚至相见恨晚的鼻整形医生，您要抱有适度的警惕。

鼻基底填充

这部分，我们来共同讨论一个热门却有争议的医美话题——鼻基底填充。如果大家去各大平台搜一下就会发现，与鼻基底相关的科普知识相对较少，为什么一个这么热门的话题却很少有人讨论呢？主要原因是鼻基底填充的方法和效果在学界中尚未得到完全统一。

大佬们各执一词，都能拿出来自己的一些成功案例，也都能拿出来别人家的失败案例。所以，胖天使在咨询了诸位鼻整形专家的同时，也查询了各类文献，争取从相对客观的角度来展开有关鼻基底整形知识的学习。

首先说说鼻基底在哪儿。鼻基底是指鼻子和上唇相连的基底部分，两边宽的叫鼻翼基底，中间的叫鼻小柱基底。我国人面中部的骨骼发育普遍比较差，再加上嘴唇还经常往前凸，就共同导致了鼻基底，特别是两侧鼻翼基底容易出现比较明显的凹陷。对于面部软组织松弛下垂的人来说，凹陷的鼻基底会和下方的法令纹融为一体。因此，作为寻求鼻基底填充的朋友，您首先要明确自己要处理的到底是鼻基底，还是下面的法令纹，还是两者都有。

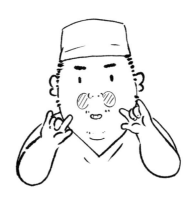

您可以通过以下两个途径进行判定。

第一种方法，像下图一样把自己的脸蛋向后上方轻轻提拉，相当于瞬间完成一次无痛热玛吉，法令纹直接消失了。如果您对这样状态下的鼻唇形态比较满意，那您应该去做法令纹。

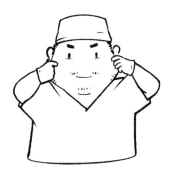

第二种方法，我们来尝试"暴力"填充。找到一根居家常备的棉签，然后张开嘴，从上嘴唇的内面把棉签往左上或右上方一捅到底，这里就是我们骨性鼻基底所在的位置了。在棉签"假体"置入后，您的鼻基底被抬起来了吗？您对这样的形态满意吗？如果满意，那的确就是鼻基底的问题。

当然，如果非得又拉皮又塞棉签，两手一起抓才能达到让您满意的形态，可能说明两者都要做。

回到主题上来。假设现在我们已经发现自己确实就是鼻基底凹陷，希望通过填充来隆起鼻基底，具体又有哪些方法呢？最简单的还是注射填充。注射物也还是我们最熟悉的玻尿酸和自体脂肪。注射玻尿酸的方法比较简单、快捷，效果能够维持1~2年。不过要注意，玻尿酸被吸收后有可能在体内残留微量的交联剂。

相对而言，注射自体脂肪的手术比较麻烦，需要医生吸脂手艺好，另外注射的脂肪也有一定的吸收率。但它的优势在于没有异物残留，而且一旦脂肪存活，填充效果就可以永久存在。对于同时需要通过注射来减轻法令纹的朋友来说，这可以说是一石二鸟、一箭双雕的妙计。

但是，注射填充鼻基底的效果可能并不像想象中的那么好。上文提到，鼻基底凹陷是由骨骼发育不良导致的。把一团胶体、胶状物甚至是液体放在一个骨性平面上，它会被压向四周、到处跑，特别是在吃饭说话时。很多注射填充鼻基底的朋友反映，手术后甭说吃饭说话，就连睡觉翻个身都能感觉到注射物从高往低慢慢流，而且用不了多久就发现，原本隆起的鼻基底又塌下去了。

不仅如此，有时候注射的玻尿酸或脂肪会沿两侧流到颊部，导致法令纹进一步加深。有学者在文献中指出，可以利用微粒化的自体肋软骨或羟基磷灰石（HAP）进行注射，达到类似固体支撑的远期效果。还有一些人认为应用胶原蛋白注射可能会达到比玻尿酸或自体脂肪更好的塑形效果。但以上论断并没有得到学界的广泛认可，因此胖天使个人不做重点推荐。本着比较保守的原则，我觉得注射填充鼻基底可能更适合一些鼻基底凹陷程度低、但范围较大、面部松垂又不太明显的求美者。当然，求美者在注射后一周内应该尽量少说话，不要用力咀嚼，避免做吮吸动作，别用吸管，更不能使劲揉脸，睡觉时也尽可能注意平卧。

抬高鼻基底的另一大流派是内置物填充，又分为自体组织和异体组织填充两大类。自体组织中应用最多的是软骨，又以肋软骨为最佳，有时候也会用到耳甲腔或鼻中隔软骨。此外，还可以选用自体筋膜组织，比如颞、枕或胸部皮下筋膜。

我们经常把填充鼻基底作为鼻综合手术的一部分来进行。在不扩大原有切口（如经典的鼻小柱飞鸟形切口）的基础上，可以利用做完隆鼻术后的软骨边角料，将其打碎之后从内部入路塞进去，填充在鼻基底，或者从取软骨的切口周围顺道取点儿筋膜组织填充在鼻基底，这都是可行的。当然，如果专门只为填充鼻基底取肋骨、取筋膜，对于大多数朋友来说"战损太大"，有点得不偿失。

这时候，异体填充材料可能就成了最优选择。

常用材料有两种，一种是膨体，学名聚四氟乙烯，另一种是硅胶假体。之前在下巴整形的部分曾经比较过的硅胶假体和膨体之间的优劣势，在鼻基底这里其实是一样的。硅胶假体形态比较规则，容易雕刻，手术方便，万一感染的话取出来也方便。但它的最大缺点是效果不自然。因为假体的占位效应影响了表情肌的正常活动，特别是在微笑的时候会非常明显。您会发现，有些长得挺好看的小姐姐一笑起来，苹果肌内侧原本连续的鼻唇沟，到了鼻基底会突然中断并横行，这就是使用了所谓"一眼准"的硅胶假体。

因为膨体有多孔结构，会和组织慢慢融为一体，所以膨体的效果相对而言会自然些。虽然在手术后短期内仍然会显得有点儿僵硬，但一般在2~4周的水肿期过后，就能达到绝佳的填充效果。但问题在于，膨体和组织由于融合在一起了，一旦感染了就难以取出来，正常组织可能会遭到破坏，严重时甚至会导致毁容。因此，经常长痘痘、疖子、口疮等面部感染风险比较大的朋友，做膨体前一定要反复斟酌。

目前有一些结合了自然和安全两方面优势的新材料被逐渐应用到鼻基底填充中，其中最典型的是脱细胞异体真皮。有文献称，它同时拥有良好的组织相容性和抗感染能力，但目前这些新材料的应用多处于起步阶段，缺乏大规模循证医学支持，因此在此不做着重推荐。

话说回来，内置物手术具体怎么做呢？手术一般在求美者局部麻醉的状态下就能开展，医生在上嘴唇内侧做小切口，一点点探查到鼻基底位置，把雕刻好的硅胶或膨体放进去，固定好，再缝上内切口。这个手术虽然是局麻，但也不适合凝血功能不好或颌面部正处于急慢性感染期的求美者。手术之后，常规冰敷一天，建议口服抗生素 3~5 天，还要用抗菌含漱液来清洗口腔一周。至于忌食辛辣，严格戒烟戒酒，这是老生常谈了，惜命的同学请严格遵守。

最后，对于一些特别有勇气的同学，我们还安排了一项真正永久解决鼻基底凹陷、绝对不反弹、完全无异物、但今天做手术明天肯定上不了班的治疗方式——上颌骨截骨前徙术。这项手术主要是针对中面部重度凹陷，依靠假体也不能明显改善的案例。手术同样在口内做切口，但这次肯定要全身麻醉了，把上颌骨拿锯子整个锯断，往前推，再钉上。虽然该手术风险大，创伤很大，但如果在大型三甲医院颅颌面外科找经验丰富的专家来做的话，还是相对安全的。做此类截骨手术之前，建议求美者多次面诊，反复斟酌，一定要避免冲动消费。

朋友们喜闻乐见的问答环节

Q 胖天使您好，我去年做了鼻基底玻尿酸填充加面部线雕，一共花了 5 000 块钱，但现在鼻子老肿怎么办？

A 呃……您可能是遇到假货了，因为鼻基底填充加线雕，5 000 块钱都低于成本价了呀。我建议您去做个核磁共振，看看鼻子里面有没有异物残留，需不需要取出来。

Q 老肖，请您从整形外科医生的角度帮我解个惑。以现在的技术，如果做了鼻中隔偏曲手术的话，对鼻子外部的影响明显吗？这几年鼻塞真的很严重，但我的鼻子是会被青年医生围观说长得理想的程度。

A 这个……您自吹自擂得很内敛啊。是这样的，鼻中隔偏曲本来就该去找耳鼻喉科，而不是整形外科解决，因为它涉及的可能不仅是软骨，还有骨性鼻中隔的问题。至于外观改变，通常不会特别明显，但鼻小柱这地方的瘢痕，大概率还是免不了的。

Q 我垫了鼻基底，对祛法令纹有效果吗？

A 看情况。有人鼻基底非常凹陷，显得法令纹深，这种情况下，垫鼻基底是可以让法令纹减轻的。但大多数情况下，单纯垫鼻基底对由下垂导致的法令纹起不到明显改善。

嘴

有关嘴的话题，胖天使聊得比较少。因为理论上来讲，嘴不属于整形外科范畴，而属于口腔科，这两者之间可是跨着学科呢。在第一章提到过，口腔医学、临床医学和中医学是并列的，都属于一级学科，和数学、物理都是平级的。临床医学下属内科、外科等，外科再往下细分才到整形外科。

口腔整形

口腔整形这个交叉学科的工作到底该归谁做呢？不同项目不一样。

第一类，与口周相关的颌面部整形手术，包括解决上颌前突、下颌前突、下颌凹陷、下颌畸形、小下颌、错颌畸形、咬合不对称等问题的手术，也包括著名的截下颌骨角手术，都由口腔科下属的颅颌面外科来完成。

第二类，同时涉及体表与深层软组织的整形修复项目，比如唇腭裂矫正、大口缩小、小口开大，以及各种继发性唇鼻畸形等，属于整形外科和颅颌面外科都接的活儿，就像眼科医生和整形外科医生都能做重睑术一样。

第三类，专门的嘴唇美容项目，比如厚唇修薄、薄唇增厚、M唇成形、微笑唇成形、酒窝或梨窝成形……这些项目虽然从理论上讲是真正意义上地动了"嘴巴"，本不应该由整形外科医生来做，但由于口腔科一般不接这些业务，所以它们实际上在大部分情况下还是由整形外科的医生来完成。

我们在观察一个人的时候，先看眼睛、看鼻子、看面颊、看下巴，最后才轮到嘴。所以，嘴巴算是"第二眼"器官。一般只要长得不是特别离谱，大多数嘴型都是可以被我们接受的。

　　什么样的嘴唇算是好看呢？我国古人讲究樱桃小口，这嘴唇是越小、越薄的越好；而在当下的审美观中，双唇应该饱满一些，如果看起来有点儿肉嘟嘟，那最好不过。其中下唇应略厚于上唇，上下嘴唇厚度的最佳比例应符合黄金分割，即 1 : 1.618。人们会认为这样的厚度比例看起来最为自然、好看。

　　想达到这样的黄金比例，无非也就是嘴唇厚变薄、薄变厚。厚变薄，简单说，就是切呗。嘴唇是黏膜，切黏膜属于微创小手术，只需要局麻就可以。薄变厚，方法也是显而易见，其他地方填充用什么，这里也可以用什么，比如玻尿酸注射或自体脂肪填充，都可以。

　　此外，上唇还有一些非常重要的美学标志，比如两侧唇弓的最高点，叫作唇峰，中间凸起来的地方叫唇珠，这些东西都得全乎，嘴唇才好看，才谈得上性感。因此，针对一些唇珠、唇峰不明显的朋友，如"M 唇成形"这样的手术也就诞生了。听着玄乎，其实与刚才讲的厚薄唇变化原理一样，无非也就是切掉该切的，填充该隆的地方。

　　上文提到，只要不是长得特别离谱，嘴巴形状大都是可以接受的，但也有例外。有的人虽然不是唇腭裂，但可能有一定唇腭裂的隐性基因，所以人中特别短，还有人唇系带短，拉不开。这两种情况就会造成不太好看的外观：露龈笑。严重的话，大笑起来时，整个牙龈都露在外面，比牙露得面积都大，粉红粉红的颇为瘆人。

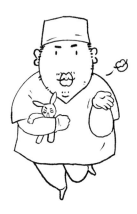

如果露龈程度比较轻，通常打打肉毒毒素就能解决。因为说白了，这还是肌力问题，把肉毒打在降上唇肌上，让肌肉力量少一点儿，笑的时候只有两边提起来，中间肌肉没有那么大力气，就不会大面积露出牙龈了。需要注射的量也很少，10 单位肉毒就足够，求美者专门做瘦脸或祛皱治疗时，如果有剩药的话，打一点儿来纠正露龈笑，会是个不错的选择。

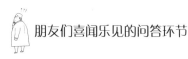

朋友们喜闻乐见的问答环节

Q：我嘴凸，网上说可以用舌头抵住上颚来练习，有用吗？

A：通常来说是没用的。如果是真的骨性上颌突出，除了截骨手术外，没什么太好的办法。

A 参考一下《哆啦Ａ梦》里面的小夫（啊，一下暴露年龄了）。如果是因为龅牙导致嘴唇突出来，让法令纹加深，那么解铃还须系铃人，可以到口腔科做正畸，让齿列重新回归整齐，法令纹就随之变浅了。但如果导致嘴凸的"元凶"不是牙，而是上颌骨本身的话，那真想矫正，就只有做上颌截骨手术这一条"险路"了。

牙齿美白

自古以来，形容人长得好看的词中有一个叫"明眸皓齿"。可见，牙白在颜值方面肯定是加分项。但胖天使上来就要给大家泼一盆冷水：正常人的牙其实是有点儿黄的。牙齿分为牙本质和牙釉质，牙本质微微发黄，牙釉质则是半透明的，因此两者叠在一起绝对不会是白色。此外顺便说一句，牙齿的颜色和皮肤、毛发的颜色一点儿关系都没有。

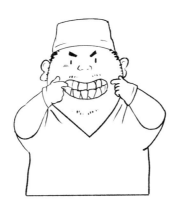

那么，所谓的牙齿美白究竟是在做些什么呢？

有人说，好简单的问题啊，刷牙不就行了。我们从小在电视上看的各种牙膏、牙刷广告，每一个都是大黄牙板子上有一堆细菌，我们"刷刷刷"，直接能把黄的刷成白的。胖天使想说，这其实是巨大的误导。刷牙，包括比它更强烈的洗牙，的确可以美白牙齿，但它们的本质作用在于清理牙齿的污垢（比如软牙垢、牙菌斑，甚至牙石），对牙齿本身的颜色不会有任何影响。那刷牙还重不重要？十分重要。因为清理牙垢本身就是预防包括龋齿在内的口腔感染性疾病最重要的手段。此外，刷牙还能让您维持清新的口气，使您不至于在近距离的社交中变身"生化武器"，出现尴尬的场面。

我们将问题更深入一步，如何科学刷牙？刷牙听着简单，大家几乎从小就自己刷。但我相信 1 000 个人就有 1 000 个刷法。比如有人小时候听父母说，现在说给子女听，都是一定要刷够 2 分钟。但是具体在什么时候刷、用什么手法刷、用什么力度刷这些问题，甚至连口腔科的医生都没有达成共识。

比如到底饭前刷，还是饭后刷好？公说公有理，婆说婆有理，这是一个悬而未决的千古谜题，但是我敢说，都比不刷强。那用什么手法刷呢？其实这是有官方指南的，请大家学习著名的巴氏刷牙法。它类似于手卫生中的七步洗手法，每个步骤都讲得清清楚楚。还不会科学刷牙动作的同学们一定要好好学习。

用多大力度刷牙才合适呢？胖天使多说一句，其实决定牙垢、牙菌斑能不能被刷掉的，并不是力道有多大，而是震动频率。洗牙也是同样的原理。因此，比起传统的牙刷，胖天使强烈建议所有每天在认真刷牙的同学们买个电动牙刷，傻瓜操作，行云流水，一键完成。

接下来，重头戏来了，用什么牙膏呢？这里的水可就深了。牙膏看着都差不多，白白的、跟石膏似的，"唰唰唰"能刷出泡来，而且有的还带香味。那么究竟哪一个好，为什么好？一款牙膏的效果其实体现在三个方面，其一是磨削清理牙垢，其二是消除口腔异味，其三是还可能具备直接美白牙齿的效果。

您说："啊？你骗人，你刚才还说刷牙不能美白呢。"没错，刷牙这个动作是不能够达到牙齿美白的目的的，但是牙膏中的化学物质可以做到啊。有害细菌代谢除了会造成难闻的口气外，还可能在牙齿表面形成一层可以黏附外源性色素沉着的黏液，比如茶渍、咖啡渍等。刷牙可以让口腔内的菌群在一个比较温和的内环境下进行调整，黏液少了，牙渍的沉积自然会变少，顺道还能明显改善口气。所以刷牙就是，先刷掉、再预防，双重消灭牙渍，达到更好的美白效果。当然，不论用何种牙膏刷牙，肯定是预防大于治疗。想达到美白的目的，仍然须日久见成效。

但如果仅仅为了参加应酬，想要立竿见影的美白效果，有没有好办法呢？

有的，两条路子送给您。其一是所谓的冷光美白，也是胖天使所了解到的唯一一种非创伤类牙齿美白项目。将高强度的蓝光源照在事先涂在牙齿表面的冷光美白凝胶上（涂 1~2 mm 厚），照 10~15 分钟，完全擦干之后再重复两次。这样，美白凝胶就能够通过牙本质小管与多年来沉积在牙齿表面及深层的色素发生氧化还原反应，达到直接让牙齿变白的效果。通常来说，做一次的效果大概管 1~2 年，而且对改善氟斑牙、四环素牙这样的老大难问题都有不错的效果。

　　还有一个办法就是贴片了。贴片有短期有效的树脂贴片和长期有效的全瓷贴片。这又要干啥呢？其实就是在您原本的黄牙板的外面再套出一个形状来。里面该黑还是黑，但外面是白白的、亮晶晶的。求美者做贴片的时候要注意，一定要尽量保证牙齿在比较干净的情况下再去上套。因此，做贴片的顺序应该是先洗牙，把牙菌斑、牙石都干掉之后，再做贴片美白。这样才不至于做完贴片后"金玉其外，败絮其中"。

 朋友们喜闻乐见的问答环节

Q：每天刷几次牙好呢？

A：刷牙次数绝不是越多越好，因为摩擦本身就会带来创伤，毛刷还可能会损伤牙龈。通常父母教的都是每天刷两次牙，早上（甭管饭前饭后）以及晚上睡前两个时间点。有些牙膏上面也写着维持清新口气的效果是 12 个小时，感觉就是在有意无意地告诉您，每天就应该早晚各刷一次牙。其实这个说法是有问题的。口腔科的专家共识是每天最好刷三次，也就是每餐后都该刷牙。当然，每天只吃两餐或者只吃一餐的小仙女，就当我没说过。

Q：家用牙齿美白仪有没有用，特别是蓝光的那种，是不是也和冷光美白差不多呢？

A：胖天使想说的是，这就完全属于智商税了。由于家用机功率过小，而且没有牙齿涂层打底，这一系列的产品基本上是难以达到牙齿美白效果的。

> **Q**：有人说做过牙齿美白之后不能吃任何有颜色的东西，比如酱油、可乐、咖啡、红酒之类，通通都不行，这话说得对吗？
>
> **A**：这就属于不过脑子的问题了。按这个道理，吃的东西是什么颜色，牙齿就会变成什么颜色咯？只要吃东西之后及时刷牙漱口，吃什么都不太会改变牙齿颜色。

颈纹

这部分我们来探讨一个医美界的世纪难题——颈纹。常言说"一条颈纹老十岁，三条颈纹长一辈"。闲来无事，您摸一摸脖子上"熠熠生辉"的五道杠，是不是突然感到自己特别憔悴？这部分我们就来说说颈纹的产生原理、预防办法和各种有效的治疗手段。

颈纹是什么？就是脖子上一道一道的横纹啦，从解剖学来看，颈纹的形成原因是真皮层和皮下组织形成了横向的纤维蛋白粘连和纵向的纤维蛋白断裂。

为什么会出现颈纹？最重要的一点就是——遗传。别骂我，这是真的。有些小姑娘，豆蔻年华，皮肤水嫩，但是脖子上有三道杠，直接从"小面包"变成"米其林"。

大多数人颈纹的皮下粘连带都是先天形成的，由于年轻时皮肤弹性好，支持韧带稳定，皮下脂肪充足，所以暂时看不出来。随着一些诱发因素的刺激，颈纹就会逐渐浮出水面。

导致颈纹出现的头号元凶是谁呢？就是——手机！

长时间低头看手机，脖子低下来，会让脖子皮肤上的褶皱增加。而且在纵行方向，由于重力和张力的共同作用，纤维蛋白逐渐断裂，短短几年，颈纹就会出现不可逆的加深。

为啥把祛颈纹称为世纪难题，是真解决不了吗？其实不是。下文我们会讲到各种各样改善颈纹的医美手段。真正难的，是如何让地球上的数十亿"低头族"摆脱被智能手机支配的命运。好不容易改善的颈纹，低头玩俩月手机，又长出来了。

还有什么其他诱发因素呢？首先，紫外线。日晒会加速皮肤老化、松弛下垂，导致原有的皮下粘连带以颈纹的形式凸显出来。

其次，肥胖。胖子的颈纹通常比较深，不仅是因为胖子低头时更容易出现皮肤褶皱，更容易形成纤维蛋白的断裂，同时也因为胖子的皮肤松弛部位通常有一些色沉，这个叫"黑棘皮症"，颈纹处的皮肤通常比较白，反差就会使颈纹更明显一些。

最后，衰老，这也是一个不可避免的因素。随着年纪增大，皮肤韧带松弛，皮下软组织流失，颈纹自然就会变得越来越明显。

想要对付颈纹，最简单的办法莫过于对症下药，掐死它的源头。上文提到颈纹是怎么出现的来着？长时间低头看手机。当然，不让您看手机是不可能的。为了预防颈纹，有个折中的办法，就是避免长时间保持固定体位，最好每 3~5 分钟能够休息一下，伸一伸脖子，先"举头望明月"，再低头看手机。

网上各种号称能祛除颈纹的所谓"撸脖子搓泥"运动，对已经形成的深厚的颈纹其实一点儿作用都没有，但对预防颈纹甚至颈椎病，倒是特别有效。

　　第二个预防手段，叫防晒养颜。冬季防晒好说，带个围巾就行了，到了夏天，出门的时候一定要涂好防晒霜。晚上睡觉前涂面霜的时候也要注意，别光顾着涂脸而忽略了脖子。整个面颈部的深层软组织（特别是 SMAS 筋膜层）其实是一个整体，不要厚此薄彼。

　　当然，还有很多商家专门就颈部美白和颈纹推出了各种各样的护肤颈霜：效果如何？胖天使用得不多，不敢瞎评价，但有一句忠告，号称自己能够祛除颈纹的颈霜，基本上都是骗人的。皮肤纤维粘连和皮肤纤维断裂是天生的，靠抹抹油就能松开和修复？怎么可能咧？

　　到这里，我们的重头戏来了，究竟用什么办法才能"逆转"颈纹呢？

　　颈纹严重程度不同，治疗难度和治疗方法也都各不相同。我们通常把颈纹分为 5 个等级。

　　0 级就是啥都没有，光滑如镜，属于这一档的同学们当然无须治疗。

　　1 级是看起来比较轻微的水平细纹，皮肤不松也不垂，可以说是颈纹出现的前兆。这种情况下，推荐大家加强"主动防御"，具体措施就是上文介绍的——"摇头晃脑""洗脸搓泥""防晒养颜"，扼杀敌人于摇篮中，正所谓"上工治未病"。

　　2 级，这个时候我们就能看见比较清晰的颈纹了，而且是自然状态下就能看见，伴有轻度皮肤松弛，但在脖子充分伸展的状态下，颈纹基本上能消失。在这种情况下，颈部虽然已经出现了比较明显的软组织松弛下垂，但纵行的纤维蛋白还没断裂，这个时候我们能用一些比较温和的方式来彻底"逆转"颈纹的进一步发展。推荐两个办法：

其一是光电治疗。这个办法能通过给予皮下软组织一定能量来促进纤维蛋白重排、弹性蛋白增生，最后让松弛下垂的皮肤回弹，原理类似烤肉。

其二是肉毒毒素注射。在颈阔肌表面均匀注射微量肉毒毒素，能够显著松弛肌肉组织，松解动态皱纹。如果同时把肉毒毒素用在下颌角上，把下颌角收起来，再把斜方肌打下去，整个肩颈线条就会变得平滑修长，这就是所谓的"天鹅颈塑形项目"。

接下来，悲惨的事实来了——我们的颈纹最可能属于 3 级。也就是您伸长了脖子，折痕仍然清晰可见，甚至在折痕的上下两边还微微有脂肪垫的堆积，这说明颈部纤维蛋白已经出现了不可逆的断裂。

这种情况下还有没有办法修复呢？

有的。答案就是皮下水光注射，通过注射非交联玻尿酸改善皮下凹陷，把它填起来并锁住水分。与面部水光类似，颈纹水光注射填充同样不适用于有严重心脑肺疾病、出凝血异常、面颈部感染以及在怀孕期、哺乳期、生理期的求美者。

做颈纹水光注射前请注意清洁颈部，并涂上利多卡因乳膏，表面麻醉半小时左右。此步骤和面部水光注射就稍有差别了。

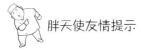

颈纹注射是所有常见医美项目中，求美者公认痛感最明显的一项，甚至没有之一。胖天使建议，在颈纹注射前一小时左右，口服一片止疼药，如泰勒宁、乐松或布洛芬。

如果光子嫩肤的痛感算 1 分，热玛吉 2 分，单针水光 3 分，颈纹注射再怎么少算也有 6~8 分。这是因为填充治疗的核心原理就在于用注射的玻尿酸硬生生地撕裂皮下的纤维粘连带，那绝对是切肤之痛，谁做谁知道。

总之，您最好在表面麻醉与全身镇痛结合的条件下，再让医生一针一针地把您脖子扎成筛子，才不至于回家以后虽然脖子没啥事儿，但是嗓子已经哭哑了。做完颈纹注射后，和做完面部水光一样，拿"械"字号补水颈膜贴颈部，常规防晒一礼拜，脖子上的淤青基本就消下去了。这时候，您对着镜子一看就会发现，颈纹比一周之前明显减轻了。

有没有可能做完之后没效果啊？可以说，在医生和药物双重靠谱的情况下，几乎不会出现无效的情况，因为填进去的东西就塞在原来颈纹的位置，它的占位效应就决定了颈纹一定会减轻。当然，因为打进去的东西是非交联或小分子的玻尿酸，在体内留存的时间注定长不了，所以求美者往往过 3 个月要补打一次。

针打着疼，玻尿酸存留的时间又长不了，有谁会做这种项目？长期观察显示，凡是打颈纹的小姑娘，大概率都是打的时候哇哇哭着说"疼死了，再也不打了"，但是打完俩月就来找医生：

"什么时候打下一次呀？人家已经挣好钱啦。""真香"定律，再次应验。

最后说说 4 级颈纹。4 级颈纹通常出现在年龄较大的求美者身上，颈纹很长、很深，伴有皮肤软组织严重下垂，皮肤弹性也比较差。这种情况下，依靠注射仍然能部分改善颈纹深度，但对改善整个颈部外观的作用已经不大了。此时唯一能做的就是切除这些松弛的皮肤，将留下来的皮肤向外上方整体提升，即实施颈部拉皮手术。当然，这个手术在改善颈部整体外观的同时，会不可避免地造成耳前、耳后的附加瘢痕。而且这个手术总体创伤较大，建议真有需求的同学们于公立三甲医院的整形或头颈外科就诊，在多次面诊且准备充分的情况下谨慎开展。

 划个重点

颈纹，爹妈给的，后天使劲儿玩手机、晒太阳的话会越来越深。我们想预防，那就得做操加护肤，"早期电烤配肉毒，中期注射疼到爽，晚期拉皮来修复"。聪明的同学们，你们都记住了吗？

我要变白变漂亮

我要变白

什么，美白针竟然是非法的?

美白针的起源无从考据，但是它在我国的流行大概率是源于某些不负责任的艺人在非主流娱乐节目中的愚蠢宣传。且不说美白针在我国不合法，就连在医美管理方面相对松散的美国、法国也都是被明文禁止的，也就是咱们的邻居韩国跟日本老弄点儿什么"白玉美白""铂金美白"之类的玩意来骗骗无知群众。

美白针的成分人尽皆知——谷胱甘肽、氨甲环酸、维生素C。如果您还要加点儿什么小料，像复方氨基酸动能素、三文鱼、胎盘素、干细胞，总之想加啥加啥，反正是非法加非法，还能合法了不成?

市面上关于美白针的科普其实挺多的，大都是在强调这些东西不合法，有的还会进一步指出药剂过量之后产生的副作用。但是也有"杠精"就要倒打一耙，说你们只提非法、副作用，偏偏不谈效果，是不是说明这东西其实很有效啊?

不服的话咱们拿数据来说话。在万方数据库上以"美白针"为关键词搜索文献，总共跳出来没几条，其中99%还都是科普，说这玩意没用、害人。

"杠精"可能又会说国内文章不权威，那我们转战国际平台。在 PubMed 上搜索"注射美白"的相关内容，发现文献更少。一想您就明白了，人家白种人老外根本不需要美白，他们崇尚美黑。

当然也有例外，2017 年，一个叫《种族和民族健康差异》（ *Journal of Racial and Ethnic Health Disparities* ）的杂志刊登了一篇文章①，讲的是针对当地大学生的调查，发现确实有 2.7% 和 2.4% 的大学生受到过美白针和美白丸的荼毒。另外一篇文章是 2016 年印度人发的，该文章直接表明，没有证据证明美白针注射能起到美白皮肤的效果②。

所以，结论非常明显，美白针不仅非法，还无效、有副作用，如果哪个明星自己愿意用，那他是脑子有毛病。如果他们利用自己的影响力把它宣传给别人，那他们就是良心有毛病。

别再无效防晒

说了不靠谱的美白针，咱们再说说美白中的重中之重：防晒。俗话说一白遮百丑，这句话到底对不对，其实有待商榷。世界上最白的是白化病患者，其次是白癜风患者。他们不仅不以白皮肤骄傲，反而因找不到路子让皮肤的黑色素冒出来而深感痛苦。

因此，我们谈美白指的肯定是健康的白，是均匀的、自然的白，这才谈得上美。但是非常遗憾，人的皮肤颜色在出生的一瞬间就基本上被确认了，因为决定皮肤色号的是 DNA 啊。所以，一个宝宝刚一出生，他未来的美白极限就已经大概确定了。以我们黄种人为例，通常来说，生下来越白的宝宝未来越黑，而生下来越红的宝宝未来则是越白。当然，皮肤色号是爸妈给的，能不

---

① 艾哈迈德・AE，哈米德・ME. 苏丹女大学生使用美白产品的情况［J］. 种族和民族健康差异，2017（4）：149–155.
② 颂塔利亚・S，道拉塔巴德・D，萨卡尔・R. 作为皮肤美白剂的谷胱甘肽：事实，神话，证据和争议［J］. 印度皮肤杂志，2016（82）：262–72.

能保住这个色号，就看我们后天的努力了。

怎样努力呢？胖天使总结为 8 个字：外御强敌，内修身心。

外御强敌，最主要的是防御我们人类皮肤的一生之敌——紫外线。太阳光中的紫外线一般分为从 UVA 到 UVC 的三个波段。UVC 一般进不了地球臭氧层，UVB 和 UVA 则是伤害皮肤的两大"杀手"。其中 UVB 会晒伤表皮，而 UVA 会进一步晒伤真皮和皮下组织，导致胶原蛋白被破坏、皮肤衰老、色斑形成，这个过程叫作"光老化"。顺便说一句，鳞状细胞癌的最大致病诱因其实也是紫外线。因此，说到夏日防晒，最关键的就是要想办法挡住紫外线。一般我们有两大挡住紫外线的途径：物理防晒和化学防晒。

先说物理防晒。大家听到物理防晒会想到什么？戴帽子、打阳伞、戴墨镜？画个大大的叉叉。不是说穿戴护具本身有错，而是因为很多朋友误以为穿戴护具就已经能达到有效防晒，所以就不再涂防晒霜。我们见过防疫人员，要有效达到抵御病毒的效果，他们需要穿全包式的"猴服"。那大家究竟是哪来的自信，觉得自己用一把遮阳伞就能挡住从地面反射回来的紫外线呢？

因此，夏日出门，想防晒是必须涂防晒霜的。我们所说的物理、化学防晒，其实指的是不同防晒霜的防晒原理。能起到物理防晒作用的是那些含有二氧化钛或氧化锌成分的产品，其他的成分还包括滑石粉、高岭土、氧化铁，等等。它们的主要作用是反射、散射紫外线，但不会自己吸收紫外线。物理防晒霜具有防晒力强，维持时间长，可用于敏感皮肤等优势，一般来说很适合在高原等紫外线强度非常大的地区使用。但是这种物理防晒霜涂在身上，感觉就像糊了厚厚一层油，不太舒服。对油性皮肤来说，由于毛孔被"锁"住了，长期使用物理防晒霜还容易闷痘。

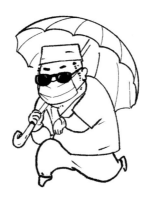

与物理防晒相对的是化学防晒。这个成分就多了去了，各大知名防晒霜都有它们独到的化学防晒配方。化学防晒的原理是吸收紫外线，然后把它转化成热能或以可见光从而再次释放出来。虽然还是光，但不会对皮肤有任何伤害。它的优点是涂着比较细腻，不会感觉太憋闷。但化学防晒也有缺点：一是需要给它一些时间来渗透皮肤，所以求美者出门前 20 分钟就得抹上；二是通常来说代谢得会快一些；三是对于部分敏感肌肤人群来说，可能会造成皮肤泛红、起痘，甚至是化学性皮肤损伤。

评估一款防晒霜的防护效果，通常来说有两个主要指标，一个叫作"防晒指数（SPF）"，这个是针对 UVB 的，一般给出的数值在 2~50 之间。这个区间是什么意思呢？就是按照每平方厘米涂抹 2 mg 的标准用量来涂抹防晒霜后，对于原本平均 15 分钟就会被晒伤的皮肤，现在需要多少倍的时间才会被晒伤。

另一个指标叫作"防护指数分级（PA）"，是针对 UVA 的。它的评价是从 1 个"+"到 4 个"+"不等。这个指标测量起来没有刚才的 SPF 那么准确，一般来说，一个"+"基本上相当于 SPF 的 2~3 倍，两个是 4~7 倍，三个是 10~15 倍，4 个"+"是相当于不小于 16 倍的防晒效果。比如一款防晒霜写的是"SPF50+""PA+++"，换算一下，防止 UVB 的晒伤时间是 15×50=750 分钟，也就是 12 个小时以上；对防止 UVA 的晒伤大概是有 10~15 倍的效果。

于是，大家就问了，我多涂一倍防晒霜，防护能力是不是就会变强呢？其实不会的。假设每平方厘米涂 2 mg 是 10 个 SPF 的话，您加 1 倍，涂 4 mg，再测量一下，会发现还是 10 个 SPF。

如果同时用分别为 10 和 15 个 SPF 的两种防晒霜会怎么样呢？那样的话防晒霜很可能在相互作用之后连 10 个 SPF 都没有了，还有对皮肤造成新的化学损伤的风险。

当然，评估防晒霜肯定不能只看防晒效果，我告诉您钢盔的防晒效果全球第一，您会每天戴着它吗？所以，舒适性同样重要——这就取决于里面的成分。选择防晒霜的时候不要偷懒，一条一条地搜索配方表里的成分。这时候有人就会问了，我怎么知道一款防晒霜、面霜或者精华的说明书有没有骗人，我凭什么相信它呢？

非常好，随时抱有质疑的态度是不被"坑"的保证。胖天使教大家一个快捷的办法，手机下载"化妆品监管"，这是国家药监局发布的官方手机软件，上面能免注册搜索到我国全部合法化妆品，包括每款产品的批号和有效期，100%让您避开假冒伪劣的产品。

防晒霜选完后，什么时候抹，怎么抹呀？再纠正大家一个观念，防晒霜绝对不是在您顶着大太阳或者出门到海滩上才需要涂的。只要平时出门，不论春夏秋冬，甚至阴天、雨天都应该抹。无论能不能看见太阳，但凡有太阳光，紫外线都会穿过厚厚的云层射在您的身上。

什么时候用呢？一般就是出门上妆之前。抹哪儿？记住，凡是暴露的地方都要抹，面部、耳后、颈部、双手甚至脚踝都别落下。涂多少呢？标准用量是每平方厘米涂 2 mg，人面颈部暴露的皮肤总量大概是 500 cm^2，所以总共是 1 g 的量。怎么涂啊？尽量点涂、轻拍，抹的时候沿着皮肤纹理推着抹，涂完之后等几秒钟，成膜了再去上底妆，贴合度会比较好，不会卡粉。

外御强敌就说这么多，再来说内修身心。除了防晒这个最重要的美白手段之外，还有什么办法能够把皮肤，特别是面部皮肤变白一点儿吗？这部分刚开始就说过，人的皮肤色号在出生时就已经确定了，那我们的面部皮肤最白能白到什么程度呢？对于大多数人来说，胳膊内侧的肤色就是面部美白的极限，因为这里很少接触阳光和摩擦，最不容易受到伤害。对比一下您胳膊内侧和脸的肤色，如果有色差的话，就说明还有进一步美白的余地。

这里就又涉及一个很重要的问题了：您是想要祛斑，还是想要做整体美白？顾名思义，祛斑就是祛除雀斑、晒斑、黄褐斑、色素痣或痤疮瘢痕，凡是能在脸上上色的都算。把它们去掉，自然就美白了。

但至于整体美白，可就比较玄乎了。网上流传的"冷白皮""暖白皮""亮白皮"，对应的具体技术就是前文提到的美白针。美白针是什么成分，大家还记得吗？三大核心：谷胱甘肽、氨甲环酸、维生素C。前两个保肝祛斑，最后一个褪色，也就是说，真正让皮肤褪色变白的东西就是维生素C。

大家知道，苹果切开之后切面在空气中会"生锈"，即表面氧化，但是如果在切开苹果之后，往切面涂上一层维生素C注射液，您就会发现切面处的苹果很久很久都不会"生锈"。这是为什么？其核心原理就是抗氧化。但比起依靠打针摄入维生素C来美白，胖天使更推荐改善饮食结构。各种新鲜蔬果中含有丰富的维生素，具有非常强大的抗氧化效果，加之高纤维蔬果有利于排毒、排便，可以减轻肝肾代谢负荷，本身就能够抑制面部色斑的生成。

其中翘楚当属西红柿。它除了含有大量的维生素C之外，还含有海量的番茄红素，番茄红素能大量吸收紫外线。所以，平平无奇的番茄可能才是大补的"美白药"。

 划个重点

皮肤美白是一个细致、长远、吃力也不一定讨好的麻烦工程，做好防晒是重中之重。化学防晒，原理是吸收；物理防晒，原理是反射；暴露的皮肤都要涂。除此之外，改善饮食结构很重要，维生素 C 抗氧化，西红柿是"美白神器"。但您要想走捷径打美白针，那纯属交智商税，还不如直接化妆或者修图来得靠谱。

痘痘与痘印

接下来，胖天使将用比较多的篇幅跟大家讲一个有趣的话题，叫"痘痘与痘印"。这两个东西有什么区别？它们是怎么产生的？如何预防，如何治疗？

顾名思义，痘和痘印，肯定是先有痘，再有印，所以故事要从痘痘说起。让我们梦回青春年华……

随着小小子长成少年，小丫头变为少女，人体内的性激素水平在青春期急剧变化。加之皮肤毛囊堵塞、感染、过敏等一系列因素，我们的脸上就会形成青春痘这个"宝物"。青春痘，俗称粉刺，学名叫痤疮，是一种几乎会出现在我们每个人身上的良性的皮肤毛囊代谢性病变。

通常来说，在护理得当、感染控制良好的情况下，痤疮可以自行愈合，而且愈合后是不会留下瘢痕的。但不乏有的同学特别希望能在脸上留下一些青春回忆，于是他们用小脏手去抠、去挤，放任感染加重；还有更加勇敢的同学，往脸上涂抹一些"网红药"或"不知名的迷之液体"，导致皮肤损伤进一步加重，再也无法完美愈合。这时候皮肤上就会留下明显的痤疮瘢痕，我们称之为痘印。

所以，首先请大家明确，痘和痘印是两种疾病。痘是毛囊代谢性病变，痘印是毛囊炎愈合不良导致的瘢痕，它俩的防治手段是不同的，甚至可以说是背道而驰的。

痘痘

我们上半场先来说痘，也就是痤疮。上文提到，痤疮产生的最大诱因是雄激素水平升高，也与毛囊堵塞、细菌感染、接触性过敏等相关。青春期激素水平的变化其实很难抑制，但我们可以通过一系列手段疏通毛孔、治疗感染、避免过敏，让导致痘痘加重的因素减少，促进痘痘更快愈合。

有哪些具体又实用的策略呢？从最简单的办法说起：洗脸。每天早起、睡前两次用温水洗脸。"轻奢"一点儿的话，还可以拿温盐水洗脸，既能打开毛孔，又能抗炎保湿，一气呵成。

这里要注意几个问题：

首先，洗脸有三要素。

第一，什么叫脸？发际线以下——发际线特别高的不在此列——锁骨以上全叫脸，我们洗脸，不能光洗脸蛋子。

第二，用什么洗？请用干净的小手和毛巾，别拿小脏手和脏毛巾洗脸。从卫生角度来说，到处乱摸的手和放了一周的毛巾脏得要命，就别碰脸了，勇士们。

第三，洗面乳怎么选？胖天使建议大家选择主流品牌，要求只有一个：要把毛孔里的油洗掉，保证毛孔通畅。至于洗面乳里其他的"佐料"，比如什么"植物萃取精华"，都没有任何用处，甚至连维生素、维 A 酸和激素都没什么用。夸张地说，只要您最后能冲干净，拿洗涤灵都行。

其次，选择护肤品。就一个要求，能够达到锁水保湿目的就足够了。至于什么"酸性成分改善肌肤""细胞因子促进生长"，那全是摆设。所谓的"改善肌肤""促进生长"针对的都是我们表皮坑坑洼洼的痘印，在恢复期才有用，我们一定要分清楚。治疗痘的护肤品应该是没有任何刺激性、致敏性，不能阻塞毛孔的。

 胖天使友情提示

再强调一遍，痘和痘印是两个东西，我们对付痘主要就是要让它安静养着，自然地好，就可以了。

不仅针对护肤品，对穿在身上、直接接触皮肤的一切东西都是这个要求，特别是口罩、被套、内衣，等等。有些网购的劣质口罩上可能残留大量含氯或含硫漂白剂，如果皮肤比较敏感的话，戴上口罩后，痤疮会明显加重。希望大家在购买这些贴身用品的时候多留意，避免因为图便宜而淘到对健康有害的产品。

最后，要改善生活习惯。劳累、熬夜、生活不规律，身体激素水平肯定会紊乱，当然就会出痘了。所以，请您看一下时间，是不是该睡美容觉了呢？赶紧麻溜儿钻被窝去。再说饮食，痤疮的本质是油性的毛孔堵塞，所以，在平日的膳食中要注意避免大量摄入特别油腻和辛辣的食物，多吃一些新鲜的果蔬，补充维生素，促进排便，痘痘的情况自然就能得到改善了。

当然，对于一些已经感染的化脓性痤疮来说，只进行日常防护可能就不够了，这种情况下我们需要借助药物的力量。常用的有红霉素、氧氟沙星等抗生素软膏、抗菌皮肤洗液、维A酸、雌激素，甚至口服避孕药，只要合理应用，这些药物都能对改善病情起到显著效果。但是大家要注意，它们有别于护肤品，选择方法、用法、剂量对于每个人来说可能都有所不同。大家一定要找专业、有经验的皮肤科医生，在面诊后遵照处方用药，才比较安全可靠。

接着再让我们回到洗脸的话题上。除了洗脸三要素外，还有一个非常重要，没了它连脸都洗不成的东西——水。用什么水洗脸最好呢？网上有两种相反的说法。

一派称："我们建议大家用偏酸性的水来洗脸，比如稀释的白醋、淘米水、柠檬水、苹果汁、酸奶，这样既可达到刷酸效果，还能够美白肌肤。"

另一派说："你说的不对，我们应该用碱性的水洗脸。比如茶水、面汤（面汤洗面？是不是有'原汤化原食'的感觉了？），这样能够收缩毛孔、改善肤质。"

以上两种说法，哪一个更科学呢？事实上，二者皆错。胖天使再次跟大家强调，痘和痘印是两种东西，刷酸能对坑坑洼洼的皮肤起到改善作用，但这针对的是痘印而不是痘。而收缩毛孔针对的是毛孔粗大，既不针对痘也不针对痘印。所以，在有痘痘的时候，胖天使还是建议大家用中性的温水，既不要用酸性，也不要用碱性的刺激性液体洗脸。

 朋友们喜闻乐见的问答环节

Q：可以挤痘痘吗？

A：事实上是可以的，但绝对不是您想象的那样，用两只脏兮兮的小手挤。专业术语应该叫"加压引流"。胖天使建议，挤痘痘最好在医院里找医生进行，在彻底消毒用具之后，医生会用无菌针头轻轻打开毛孔，加压挤出内部残留的脓液或油脂，这样能有效加速毛囊愈合。

Q: 什么时候长痘才会结束，它有个尽头吗？

A: 对于大多数正常人来说，直到生长发育稳定了，也就是大约到 20 岁后，激素水平也趋于稳定了就会不再新发了。但一些皮肤特别敏感，或内分泌激素失调（比如多囊卵巢综合征）的患者，直到中年还可能出现新的痤疮。这种情况下，建议患者同时就诊内分泌科和皮肤科，针对激素水平和皮肤情况来制订更加精细的药物治疗方案。

痘印

上部分我们介绍了痘痘，也就是痤疮的故事。我们知道痤疮是良性的、自限性的、不会留下瘢痕的毛囊代谢性病变。但可能有一些朋友对痘痘缺乏认识或努力的方向歪了，对着痘痘一通"轻拢慢捻"，导致其再也无法完美地愈合，就形成了难看的瘢痕。

这部分，我们转战下半场，共同了解一下痘印，也就是痤疮瘢痕的相关攻略。

痘印本质上是瘢痕，因此可轻可重，样子也是五花八门：可能只是皮肤上一个红印，或是一点色素沉着；再严重点会形成凸起皮面的增生型瘢痕；最严重的时候可以深深凹进皮肤里面，形成圆形或不规则形状的坑，俗称"痘坑"。它们在脸上凸一块凹一块，连绵起伏，可以把一张漂亮的脸蛋毁成"月球表面"。

对于秉持"颜值就是正义"这一"信条"的我们来说，它们绝对是十恶不赦的存在，必须要"替月行道"，消灭它们。接下来，我们就从简单到复杂，了解对付痘印的五大手段。

第一招，刷脸洗面。它的核心操作就是酸性剥脱，俗称刷酸。利用果酸、水杨酸、壬二酸等酸性涂料来腐蚀掉坑坑洼洼的痘印表皮，显露出光溜溜的真皮，等到新的表皮再生之后，原有的痘印就会比刷酸之前要浅一层。胖天使会在后面的章节中详细讲讲刷酸的二三事。

 胖天使友情提示

刷酸是非常专业的医疗美容行为，相关产品也受药监局严格控制，建议大家去大医院找经验丰富的医生开展治疗。也就是说，在家里面刷酸是危险的，不要做。而且在家里自制果汁、酸奶 DIY 刷酸的做法不仅没有任何用处，还很"可爱"；刷酸针对的是痘印而不是痘，当痘痘很重，特别是有感染的情况下，是严禁刷酸的，不然轻则满脸爆痘，中可瘢痕加重、令人"生无可恋"，重则感染播散、导致毁容。

第二招，痘坑填充。有些小哥哥、小姐姐脸上白白嫩嫩的，皮肤吹弹可破，但是就在某个贼显眼的地方，长了个孤零零的圆形痘坑。这种情况往往不是痤疮导致的，而是小时候得了水痘，小脏手瞎抠留下来的。这种东西本身面积比较小，而且痘坑形状规则，周围皮肤也比较好，我们应该首先考虑进行注射填充治疗。注射填充治疗损伤最小、最高效，把这个痘坑填起来，同时还可以松解痘坑深处的皮肤。具体填些什么呢？自体脂肪绝对是首选，因为脂肪不仅能够达到永久填充的效果，还能明显地改善肤质。当然，追求速效的同学们填充玻尿酸也是完全没有问题的。需要注意的是，玻尿酸的效果只能维持 1~2 年的时间，在药物吸收之后，痘坑还是可能会凹下去的。

第三招，切除修整。这一招也适用于单发或者数量比较少的痤疮瘢痕病灶，包括上文提到的水痘坑——其实您就把它当作一颗痣，切掉之后再缝上，是不是就可以了？有人担心，切完了缝上会不会再长瘢痕，瘢痕会不会比之前还明显？其实，只要是比较有经验的整形外科医生操刀，是能够做到充分松解粘连、细致对位缝合的，您术后做好护理，虽说以后仔细看还是能看出瘢痕，但是绝对比术前的情况要好很多。特别是对一些比较深、面积比较大的痘坑来说，手术切除也比各种不开刀的医美项目治疗效果出众一些。

第四招，光电治疗。这是祛除痘印的明星项目了，有两个主要的方向。

第一是剥脱表皮的瘢痕，最常见的就是点阵激光，常用于一些多灶且平坦的痘印，效果卓著。原理就一个字：烧。用激光一块一块地把表皮全烧掉，形成点阵样的痂皮，真皮层胶原重新分布，使得痂皮脱落、表皮再生，这样，原本凸起或者凹陷的痘印就被抹平了一层。每次治疗之后，脸上都会结痂，大概 1~2 周脱落，平均每 2~3 个月为一个疗程。在 3~5 个疗程之后，痤疮瘢痕通常就会有非常大的改观。

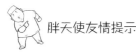

相对而言，点阵激光技术是比较成熟的，在正规医院开展风险不大，但有几点需要注意的问题。其一，在痂皮形成的时间段内，脸基本是见不得人的，谁做谁知道；其二，点阵治疗后要特别注意防晒保护，新生表皮非常脆弱，紫外线直射后容易出现色沉；其三，在治疗后两周内，医生都会建议求美者不要拿水洗脸，许多油性皮肤求美者可能会感到非常难受，此类求美者可以提前准备一些无菌的棉签或者吸油纸，定期擦拭排出的油脂。

第二个方向是色素型痘印的美白。常用的就是强脉冲光（俗称光子嫩肤）和皮秒等。原理是通过特定波长的光促使瘢痕里的色素分解，治疗一些红色、黑色瘢痕的效果非常明显。这类技术所造成的创伤比上文讲到的剥脱性激光更小，求美者的恢复期当然也就会更短一些。

最后一招，磨削手术。这是目前针对重症大面积痤疮瘢痕唯一有效的治疗方式。传统点儿的，可以用机械磨削。比较新鲜的，有微等离子射频等方式，这种方式会将表皮的凸起部分完全磨平，再辅助以生长因子或者细胞自体体外再生（ReCell）技术，在创面区均匀喷洒上您自己表皮细胞的悬液来促进再生。说白了，就是先"犁地"，然后"撒种子"，最后"收获庄稼"。这样加压包扎固定一个礼拜之后，当求美者打开敷料时，就可以看到原来痤疮瘢痕区域的真皮上已经长出了一层薄薄的、平坦的表皮。接下来的保养防晒的方式和做完点阵激光后的保养基本类似。由于磨削手术本身所造成创伤比较大，治疗方法也比较激进，经常需要求美者在全麻状态下才能完成，所以胖天使建议大家在公立大医院寻求有经验的医生来开展这项手术。

 朋友们喜闻乐见的问答环节

Q：如果脸上同时有痘和痘印怎么办？

A：这是一个很现实的问题。脸上有许多痘坑，很难看，想去掉，但同时又长了痘，有的还在化脓，那我们先处理痘，还是先处理痘印呢？胖天使的观点是，先处理痘痘。同时出现痘痘和痘印，就说明痘还没有稳定，无论是内分泌激素紊乱还是面部感染情况，都还没有得到控制。这种情况是不允许开展刷酸、激光治疗等项目的。建议大家一步一步来，先"掐死"痘的源头。之前说过，只要控制得当，痘痘是不会形成新的痘印的。当您的痘痘稳定了，局部不再出现感染化脓情况后，再开展针对痘印的相关治疗，疗效也会更加明确。

Q：放着不管的话，痘印会自己变淡吗？

A：好问题。痘印本身是瘢痕，一般来说，在痘印产生的前6~12个月之内是增生期，此后逐渐进入稳定期。也就是说，初发的红色痘印在一年之内是有可能慢慢褪色的。可是，如果是已经出现了多年的痘印，或者有色素沉着、已经形成了痘坑的话，那它是无论如何也不可能自己变淡的。

Q: 光电治疗里面有一个叫 LED 蓝光的东西，对祛痘印有没有用？

A: LED 蓝光的主要功效是杀菌，对祛一些感染性痘痘会有一定作用，但对祛痘印是绝对无效的。

Q: 网上有一些很高端的祛痘面膜和洗面奶，它们对祛痘印好不好用啊？

A: 呃，这个问题是存心提出来气人的。祛痘痘的面膜和洗面奶，和祛痘印有啥关系？肯定是没用的啦，前一部分咱们总共只学了一个知识点，就是分清楚痘和痘印的概念。赶紧复习一下。

Q: 我脸上痘坑很重，像月球表面一样，但我又特别怕疼，除了刷酸是不是就没啥能做的了？

A: 如果真的怕疼，而痤疮瘢痕又的确很重的话，可以考虑在全身麻醉下做面部磨削加 ReCell 手术。

我要让脸变平滑

谈痣色变？大可不必！

色素痣俗称痦子，广泛分布于人体皮肤和黏膜表面，成人身上平均有 20 颗上下，分布部位又以面部居多。其大小不一，形态各异：有的凸起皮面，形同半球，还外生毛发；有的则若隐若现，边界不清却平整光滑。通常来说色素痣"安分守己"，极少恶变，更没有任何"克夫散财""招病引灾"之"奇效"。

那么第一个问题来了，应该祛除什么样的色素痣呢？胖天使将点痣的主要指征分为三类，叫作"不真""不善""不美"。

先说"不真"，它指的是体表的黑豆豆长得不像色素痣中的"良民"。我们一般用"ABCDE 五条法则"来判别：A 叫 Asymmetry（不对称），这颗痣形状不对称，"歪瓜裂枣"；B 叫 Border（边界），这个小黑点儿边界不清晰，模模糊糊；C 是 Color（颜色），这颗痦子颜色不单纯，斑驳陆离；D 是 Diameter（直径），这个肿物直径超过 7 mm，硕大无比；E 叫 Evolution（渐进），这个玩意在逐渐变化，波谲云诡，肯定不是好货。但凡有 ABCDE 特性之一的体表肿物，都建议斩草除根。

再说"不善"。"不善"指的是色素痣长的位置不好。位于手掌、脚掌、脖颈、会阴还有指甲下等区域的色素痣经常受到按压或者摩擦，容易诱发恶变，建议彻底灭之。

最后一条指征叫"不美"。说的当然就是这颗非常无辜的痣不幸长在了有碍观瞻的地方，难入各位小哥哥小姐姐的法眼，我们不得不除之而后快了。

接下来，我们来谈谈如何点痣。我们常用的点痣办法有四种，暗合"魔法世界"的"四系魔法"——气、水、火、土。

首先，"气系魔法"，叫作激光点痣，这也是点痣中最常用的一种。原理就是拿高能激光或者等离子束让色素痣一瞬间受热气化，主要用于直径 2 mm 以内、比较浅表的黑痣。如果是直径超过 2 mm，或皮内位置比较深的黑痣，是不建议用激光点掉的，主要有两个原因：第一，容易复发；第二，很可能会留下凹坑状的瘢痕。当然，激光点痣有着快速、高效的明显优势，脸上切 10 颗黑痣可能要花一个小时，但如果点 10 颗黑痣的话可能只要一分钟。对于直径小于 2 mm 的黑痣，如果医生把握好手术指征，操作技术过硬、合法合规，切痣和点痣的远期效果就没有明显差别。

大家在做激光点痣术前要注意面部清洁，常规术后三天之内不宜洗脸，一周之内不要吃辛辣刺激的食物，也不要化妆，1 个月之内避免阳光直射，6 个月之内建议使用硅凝胶类的祛疤药物或者祛疤贴，这样一般遗留的瘢痕不会特别明显。

其次，"水系魔法"，又称液氮冷冻，在皮肤科应用比较广泛。它的原理是用液氮的超低温使色素痣组织在短时间内严重冻伤，坏死脱落。和激光点痣相比，液氮冷冻同样是非常方便快捷的，而且在费用上更为便宜。它的缺点在于适应证比激光更窄，只适合于更加浅表的色素痣。而且由于冷冻深度非常难以精细控制，更容易造成周围健康组织的冻伤，也更容易遗留瘢痕，因此适用于躯干、四肢、脚掌、手掌这些部位。不建议将冷冻应用于面部，特别是眼周区域。

第三，"火系魔法"——化学灼烧，俗称药物点痣。方法是利用一些酸性药剂，比如三氯醋酸，将色素痣腐蚀溶化掉（和"西毒"欧阳锋的"化尸水"如出一辙）。这个办法看似只需要涂涂药，操作特别简单，所以民间也称之为"DIY 点痣"。不仅有商家公开卖点痣的药水，更有各种"不怕死"的网民，把自己用白醋成功点痣的案例放到网上宣传。但化学点痣唯一的优势就只是便宜，除此之外，且不说药物点痣是绝对禁忌，就连在正规的医疗机构中，它也是指征最弱、瘢痕最明显、风险最大的点痣项目。胖天使不推荐这一方法，除非您特别想自虐。

　　最后，"土系魔法"，虽然土得掉渣，但对于色素痣绝对是最强力、最直接、最有效的办法——手术切除。只要色素痣直径大于 3 mm，上文所提到的三个微创办法就不建议进行了。胖天使接诊的案例中最大的色素痣，单个直径超过 1 000 mm（1 m），占整个人皮肤总面积的一半，又称巨痣。这样的痣，除了手术切除之外，绝无第二条路可走。

　　对于大多数直径 5~100 mm 的色素痣而言，整形外科医生会根据色素痣的大小、位置和长轴的方向做出手术方案设计。单以面部色素痣直接切除之后整形缝合为例，手术一般是在局麻下进行，从切开到缝合完毕大概 10 分钟的时间，术后 5~7 天拆线，之后常规应用祛疤药物半年。对于同样大小的色素痣，手术切除价格比激光灼烧高，但是由于切割伤是锐性伤，所以术后的瘢痕比激光灼烧伤轻。越大越深的色素痣，我们就越推荐使用手术切除，而非激光点痣。

　　手术切除还有其他三种治疗方法都不能比拟的优势，就是可以将切除的痣送检。其他三种办法都把痣"毁尸灭迹"了，做不到啊。对于用 ABCDE 法则筛选出来的不典型的"坏痣"，我们要求一定要用手术切除，而且术后必须送检病理，明确诊断。

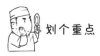 划个重点

　　一首打油诗给大家，以概述这部分的知识：
　　　　一颗小痣惹人厌，二话不说点了算，
　　　　三条指征真善美，四系法术轮流转，

五个字母手术切，六天之后需拆线，

期间辛辣不得沾，疤痕凝胶涂半年，

久之白璧再无暇，十分好看赛神仙。

 朋友们喜闻乐见的问答环节

Q：我的痣虽然没有 ABCDE 那么可怕，但是它鼓起来高高的，上面还长着长长的毛，这颗痣是不是不好？

A：其实不然，按照痣所在层次位置，我们把比较平坦的叫交界痣，隆起皮面的叫皮内痣，还有属于二者之间的，混合痣。后两类有可能由于包含毛囊，因此会伴生毛发，但只影响外观，与恶变并没有关系，反而是那些看起来比较平坦的交界痣，在病理类型上恶性潜能会更高一些。

Q：激光冷冻点痣为什么会复发呢？会不会因为老点痣就癌变了呀？

A：之所以复发，其实是因为没点干净。上文讲了，各种微创点痣方法都适用于直径 2 mm 以内的浅表色素痣，对于比较大、比较深的色素痣，非要去用激光、冷冻点，又不想留下痘坑的话，那几乎可以肯定是点不干净，要复发的。当然令人比较宽心的一点是，目前没有任何证据指出多次激光和冷冻点痣有致癌倾向，除非医生无视手术指征，开始点的那玩意儿本身就不是个痣。

Q：有人说少吃酱油和黑色食品有利于避免色素痣的出现和增大，是真的吗？

A 这完全没有任何证据。自您出生的第一秒起，色素痣该从哪冒出来，什么时候冒出来，基本上就已经注定了，压根没法预防。当然，色素痣出现后，长期摩擦、紫外线刺激有可能导致它增大或者恶变，这还是可以做到早预防、早治疗的。

Q 做色素痣手术之后能吃海鲜吗？妈妈说吃"发物"会增大瘢痕哦。

A "发物"这个概念是以前中医经常提的，常见的有海鲜、鸡蛋、牛奶、小麦，等等。在现代医学中，我们知道，所谓的"发物"诱发的其实叫作过敏反应，因此也不再提"发物"这个概念，转而采用了更精确的称呼，叫作过敏物。要是平时吃海鲜不过敏，术后是没有任何禁忌的。但是需要注意，辛辣食物，比如辣椒、生姜或烈酒之类，无论任何情况下都可能导致组织红肿、渗出增多，因此在手术后一周之内不建议食用。

Q 医生，我长了个形似黑痣，但不像黑痣，是在皮肤里面平的黑色小鼓包，有时候不小心抓到了会越挠越痒，很怕会把它挠破，这种需要去医院点掉吗？

A 这种已经出现症状的皮下肿物要去医院做完整切除，不能想着省事，用激光或者冷冻点掉。它有可能只是一个表皮样囊肿，但是也可能是一个不典型增生，甚至是早期的恶性病变，还是应该引起重视。

Q 请问胎记可以去掉吗？我的胎记不大，但很多，我有点儿不自信。

A 听您的描述，如果是多发的先天性的皮肤色斑，那大概率可能还是个色素痣。当然也有一些比较特殊的，比如皮肤纤维瘤病，这是要找医生看的。如果确诊多发色素痣，感觉影响了美观，且数量确实很多，其实可以考虑分几期手术，逐步切掉。

Q：如果面部的色素痣长在危险三角区里，是不是就不能祛除了？

A：其实完全不是这样的。危险三角区指的是上起鼻根，下到嘴角两侧的区域，这里的感染有可能会顺着海绵窦一直到达颅内，是非常危险的。但色素痣切除手术并不会增加感染概率，因为过程非常清洁，所以请大家安心切、放心切。

Q：我没长痣，但脖子和腋窝长了好多肉疣，有什么好办法去掉呢？

A：肉疣还是很常见的，如扁平疣或者疣状痣，通过传统激光、手术、冷冻都可以很好地祛除，而且术后复发概率也不大。

您的疤痕还能修复吗？

这部分我们来讨论一个大家在生活中都会遇到的问题：疤痕的预防和治疗。

疤痕学名叫瘢痕，每个人身上都有，从刚出生打卡介苗留疤算起，皮肤磕碰、开水烫伤、青春痘破溃、扎耳洞感染、生孩子剖宫产……瘢痕会伴随大家的一生。有的瘢痕长在脸上，一眼"破相"，有的长在身上，又宽又长，瘙痒难当。所以，无论是从美学还是从症状考虑，大家都希望身上尽可能不留瘢痕。

至此，我们就引出了这部分的三大主要内容：认识瘢痕、预防瘢痕、祛除瘢痕。

瘢痕是人体皮肤深层受到创伤后，愈合时留下来的印记。受伤之后，患者经常问医生：医生，我这会不会留疤呀？会不会留疤，取决于很多因素，最重要的一条就是您到底伤得多深。皮肤看着薄，其实分为很多层不同的结构。最外面这一层可以随便摸着玩的（只能随便摸自己的！）叫表皮，瘢痕其实不是它产生的。换言之，有的同学，摔一大跤，脸搓在地上，整张脸皮都磨掉了，疼得龇牙咧嘴，这种情况有可能并不会留下瘢痕。

有时候搓破了会看到表皮底下白白的真皮，这家伙才是产生瘢痕的元凶。因此，如果胳膊上切了一个口子，还有点儿流血，那以后会不会留疤呀？那是当然、必须、肯定会留疤的。至于那些皮肤已经全层裂开了，里面的黄色脂肪、红色肌肉、白色骨头全都露出来的伤口，您再去问医生会不会留疤，这就有点儿暴露知识盲区了，当然我们也可以用它来考考医生。医生如果说"肯定会留"，那还可以；医生如果说"我们中心采用的是最新技术，完全不会留疤"，您要听到了这话，就赶紧跑啊，这个人根本不是医生。

求美者可以根据伤势判断疤痕是否会出现，但不同的瘢痕长得可是大相径庭。有些瘢痕，比如整形缝合过的面部手术切口，又细又长的一条，不定睛细看根本注意不到，上个粉底后，那真是用放大镜都不一定找得到。还有一些瘢痕又宽又大，红肿凸起，还时而瘙痒刺痛。后者我们即称之为增生性瘢痕。事实上，创伤出现后，最终形成的瘢痕的状态和大小其实是可以积极干预并且改善的，这就引出了这部分的第二大知识点：瘢痕的预防。

瘢痕是否容易增生，与什么有关呢？四大要素，大家记好。

第一，人种。皮肤越白的人越不容易增生，欧美人几乎就不怎么增生。如果您在网上看见哪个祛疤药广告上的都是金发碧眼的小姐姐走来走去，那没啥值得参考的，因为她们啥都不用，疤痕也不怎么增生。黑皮肤人群相对就比较尴尬了。胖天使曾经接诊过一名非洲小哥，他屁股上被蚊子叮了个包，抠破了，然后长出一个篮球那么大的瘢痕疙瘩。

第二，张力。但凡人体皮肤表面张力比较大的地方，像前胸、后背、肩膀、膝盖这些部位，都非常容易长出很宽大的瘢痕。

第三，创伤的愈合质量，比如切口有没有对齐，组织有没有出现感染坏死等。愈合状况越接近自然愈合，留的瘢痕就会越小。

第四，身体的激素水平。激素水平变化比较大的时期容易出现瘢痕，比如青春期、孕产期、更年期（围绝经期）。工作劳累、生活不规律的时候，激素水平急剧变化，容易长痘，这个时候自然也容易出现瘢痕增生。

瘢痕增生既然有四大要素，那怎么预防呢？人种、青春期、生孩子这种实在是预防不了，那就只能从减小皮肤张力这一点做起。如果是刚刚受伤的话，您可以找一个有经验的整形外科医生来给您关切口，这或许是不错的选择。他在缝合时就能够做到皮下超减张，大大减小真皮对合张力，疤痕增生概率也会明显减小。缺点就一个字：贵。整形缝合的价格大约是普通缝合费用的10~100倍，而且全自费，不能报销。爱美的同学们且做且珍惜。

对于已经出现的瘢痕，应该怎么办呢？瘢痕的增生与稳定大概需要一年左右。开始半年是增生期，皮肤会有红肿，而且瘢痕凸出皮面，还会伴有瘙痒、刺痛等症状。半年到一年逐渐进入稳定和消退时期，瘢痕变白、变平。因此，预防瘢痕增生的黄金时间窗就是瘢痕产生后的这一年。前文提过，瘢痕的增生与张力相关，高张力的部位容易长出宽大的瘢痕。所以在此期间，我建议求美者，如果瘢痕出现在前胸、后背、肩膀、四肢这些高张力的部位，您可以采取一定程度的加压包扎，比如坚持在工作的时间穿弹性胸衣和弹性的护肩护膝。在有瘢痕的局部部位，您可以贴一些减张用品，如免缝胶布、减张胶带，或者常用的瘢痕贴、美皮护等，都能够起到比较好的减张作用。

做到了减小张力之后，求美者接下来需要给瘢痕一个相对良好的愈合环境，让它争取能自然愈合。这个时候就轮到各式各样的祛疤产品粉墨登场了。

最常见的两大流派，第一个叫作"硅"派，常见品牌有芭克、倍舒痕、丝芙美、芭博士……好多好多，主要是利用硅凝胶吸收水分来改善切口的微环境。另外一派叫作"洋葱"派，常见的有美德玛、秀碧、康瑞保，利用洋葱萃取物的生物学作用保湿锁水抗感染。这两派在瘢痕的预防领域每天打得你死我活。每个患者肯定都会问：医生您告诉我哪个药最好使，我去买。

答案是：不确定哪个最好使。每人情况不同，需要自己去试试。

从拆线后结痂开始，每天早晚一次，把祛疤药物薄薄地涂在切口表面一层，然后自然晾干。在增生期的时候，瘢痕会有一种又热又刺痒的感觉。如果涂上祛疤药物后，这种不适感能够得到暂时减轻的话，那就说明这个药对您肯定是有用的。有些药普适性强一些，但是并不一定用在您的皮肤上就最好使。有的人就喜欢用芦荟凝胶，而有的人不仅用啥药都没用，而且用药还会加重过敏症状。

 胖天使友情提示

胖天使分享个小经验，尽量避免联合用药或者频繁换药，因为在药物适应皮肤的基础上，皮肤也会逐渐适应这种药物，所以一旦您觉得某一种药适合您，最好坚持到底。

至于使用外用药的有效时间，是从瘢痕出现开始的连续6~12个月内。通常一年过去之后，瘢痕已经变白、稳定，再用任何药物其实作用都不大了。

有朋友表示，我的疤痕十几年了，讲啥预防啊，黄花菜都凉了，还有办法补救吗？

这就引出了另一个知识点，瘢痕的修整与祛除。

我们常见的稳定性瘢痕有几种形态。

最常见的，一条平坦的、不太明显凸出或凹陷的白色印记，这种情况下的瘢痕，无论用任何手段都难以修复。第二种是凹陷性瘢痕，这种瘢痕有两个治疗途径，其一还是切掉重新缝，其二是用自体脂肪填充皮下加粘连松解。第三种叫作色素沉积性瘢痕，属于本来能够完美愈合的瘢痕，但是因为不注意防晒、愈合期间出现感染、乱用非法"小秘方"等种种因素，让瘢痕出现了色素沉着。这种情况下，我们可以借助激光的力量，通过特定波长的激光，分解掉瘢痕中的黑色素，达到瘢痕美白效果。

最后一类常见的是凸出皮面、像蜈蚣一样的，即之前提到的增生性瘢痕；其中更有甚者直接超过了原有的损伤切口，长成了一个大疙瘩的形状，这种叫瘢痕疙瘩。凡是长出这样瘢痕的朋友，我们称其为瘢痕体质患者。这种情况下，激光、脂肪填充，甚至直接手术切除都是没用的。术后瘢痕有 90% 以上的概率会复发，而且会比原来的增生更明显。胖天使推荐您去三甲医院就诊，找瘢痕专业特长的专家面诊，探讨治疗方案。但是，这种瘢痕的复发率仍然只能控制在 10%~15%，不能更低，有时候可能需要常年反复随诊治疗。

 朋友们喜闻乐见的问答环节

Q：洋葱萃取物好贵呀，直接往疤痕上贴洋葱，我是不是很聪明？

A：萃取物和植物本身已经差了十万八千里了，而且真要说入药，美洲大蠊（南方那种大号小强）的药效比洋葱还强，您会直接用吗？

Q：我疤痕不明显，但是妊娠纹很重，有没有好的办法呢？

A：其实妊娠纹源于皮肤弹性纤维的断裂，和之前所讲的平坦型的白色瘢痕是类似的，所以激光、药物对它几乎都没有效果。严重的妊娠纹可以在手术切除之后重新缝合，除此之外，迄今为止没有任何高效的治疗手段。

Q：我是疤痕体质，身上经常没有来由的莫名其妙出现很多疤痕，如何避免疤痕的进一步增生呢？

A：瘢痕的增生经常源于小的感染，比如胸口毛囊炎、痤疮或者打耳洞等。因此您平时要注意肤质的保护，避免使用刺激性化妆品，更不要去做如文身、打耳洞这种项目。一旦瘢痕真的出现了，在半年的增生期内，利用压迫来减小张力，外用药物和瘢痕内注射等手段，都会对抑制其进一步增大有明显作用。

Q：我小时候被开水烫伤后没有得到及时治疗，留下了疤痕，到现在 20 来年了，要不要植皮呢？

A：烫伤瘢痕需不需要做修复手术，特别是植皮、扩张皮瓣这种手术，主要取决于两点。首先是有没有出现功能障碍，比如挛缩、颈颏粘连这样的活动受限类症状；其次才是瘢痕形态。但是您要知道，即便是植皮，仍然还会留下一片补丁一样的形状，所以对比较浅表的、不引发活动受限问题的烫伤瘢痕，医生通常喜欢采用一些比较简单的方法，如磨削加 ReCell，甚至点阵激光的方式来修复，就跟治疗脸上痤疮瘢痕差不多。

Q：切痣手术拆线后疤痕变宽是正常现象吗？需要如何处理呢？

A：一般来说，切痣拆线之后求美者的疤痕是不应该明显增宽的，因为减张应该在皮下进行，这是整形外科医生的基本功。但是如果拆线之后瘢痕已经增宽了的话，我们可以用瘢痕贴、硅凝胶类的祛疤产品或免缝胶布来阻止它进一步变宽。

毛囊炎，千万别乱挤！

胖天使曾经有次被急诊叫去上了一台大清创手术。患者是一名中年男性。什么毛病呢？阴囊和周围的皮肤发生了大面积坏死性筋膜炎，患者感染性休克，一般状况极差，不手术绝对没活路，即便手术，成功率可能也就是五五开。术前，我们跟基本外科、泌尿外科、麻醉科、ICU 各科兄弟们一起跟患者家属沟通，一通交代之后，家属直接泪如雨下。

我们刨根问底，到底怎么搞出这么严重的感染来的呢？人家说了，其实就是一个月前阴囊上长了一个疖子，抠破了，后来越来越严重导致的。所以您看，如果不注意，疖子一样是要命的。

这部分，我们来深入了解一下以疖子为代表的毛囊炎和它们的处理方式。

先说什么是毛囊炎。顾名思义，就是毛囊出现了炎症。但什么是炎症？您还真不一定清楚。

很多人认为炎症等于感染，但这二者其实是不一样的。无菌性炎症非常常见，比如"啪！"打了一巴掌，被打的地方肿起来了，这就是炎症，是一种机体对刺激的防御反应，主要表现为软组织红、肿、热、痛，但这并不一定会感染。再比如常见的过敏性毛囊炎，它跟感染也没什么关系。

痤疮是不是毛囊炎？得看症状。痤疮是什么？是皮脂从毛孔里排不出来。如果只表现为粉刺、黑头、皮脂腺囊肿，没有炎症，它就不是毛囊炎。可是一旦破了，感染、红肿、流脓，变成大脓包了，就是典型的毛囊炎症。所以，感染和炎症这俩概念一定要分清楚。

最常见的毛囊炎是什么？就是我们熟悉的单个毛囊化脓性炎症，俗称疖子。通常是葡萄球菌感染引起的，头颈部、臀部、会阴部多发，症状特别典型：红、肿、热、痛，一个不漏。有些地方的疖子尤其疼，比如上唇、耳垂、口角，不小心碰一下，那感觉，啊！真心受不了（想着都疼）。

为什么会得疖子？老人常说是因为上火。这两个字……我只能说太棒了。您看看西医怎么描述疖子的诱发因素：高温、出汗、搔抓擦伤、痤疮、便秘、辛辣饮食……解释一大圈，最后也逃不出中医"上火"俩字。

出现疖子怎么办？其实，只要不是特殊情况，比如自身免疫病，或者正在大量使用激素之类的，那啥都不用干，依靠自身免疫力就行。大约几天之内，这疖子就会逐渐地变大、变软，中心变成黄白色脓头，最后破溃脱落，毛囊炎自然就好了。

如果您想好得快一点儿，当然可以用一些辅助类的药物，比如夫西地酸、莫匹罗星乳膏、克林霉素凝胶，它们能够帮助这个疖子快速进入化脓愈合期。

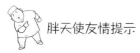 **胖天使友情提示：**

可不可以用手挤、用针挑破疖子呢？这就跟痤疮不一样了，友情提示：绝对不可以！

尚未化脓的毛囊感染在毛囊里属于比较分散的，挤和针刺不仅达不到引流效果，还会让感染进一步弥散，甚至入血。

大家经常提到两侧鼻唇沟到上唇之间的三角区，叫危险三角区。这块儿偏偏最容易长疖子，还有可能因为处理不当，使得感染深入到颅内海绵窦，那是会要命的。

胖天使也接诊过这样的患者。原本屁股上长一疖子，在朋友撺掇之下先去蒸了桑拿，又去拔了火罐，说能把这个疖子给化开。最后，臀部形成了大范围的蜂窝织炎，整个人高烧、感染性休克。拉来急诊，我一看：嚯，两瓣屁股都快肿成三瓣了……

因此，得了毛囊炎，千万别想着用"暴力"化解，一定要顺其自然。

生活中如何预防毛囊炎呢？其实主要就是注意日常卫生，尤其是穿衣、吃饭。

在穿衣方面，保护衣物（特别是内衣）的卫生、定期除螨，选用优质材料制成的口罩，这些都很重要。还是门诊，胖天使接诊过这么一个姑娘，来了以后说："哎呀，我的毛囊炎好重啊！"

我一看，可不是吗，鼻背、鼻尖、双侧颊部、下颏全都是。于是就跟她说："您，先把口罩戴上。"

姑娘一惊，赶紧戴上口罩，估计着是以为自己没戴口罩，不礼貌呢。

我看了一眼说："OK，行了，摘了吧，咱破案了，您这毛囊炎就是口罩闹的。口罩的形状和毛囊炎的分布区域完全一致，其他地方都没长。这要么是过敏，要么就是口罩不干净，或者含有什么刺激性的毒物，赶紧换了吧。"

说完穿衣，我们再说吃饭。以前都说不能吃"发物"。前面讲过，发物主要指的就是能导致过敏反应的过敏物，以及辛辣、刺激，会造成炎性因子分泌的食物。所以，现在如果再问，我容易长毛囊炎，长期痤疮，能不能吃海鲜啊？这其实取决于您是不是对海鲜过敏，如果不过敏就没有关系。当然，像酒精、辣椒这种刺激性的食物我还是不建议多沾的，这和我们手术后切口护理时的饮食策略是一致的。

除此之外，高糖基化终产物（advanced glycation end products，AGEs）饮食，也就是高糖、高油饮食，胖天使也不推荐。虽然这不会直接导致毛囊炎，但会让皮脂分泌量大量增加，从而阻塞毛孔。我们更推荐富含 B 族维生素的食物，比如粗粮、蔬果、瘦肉，等等，它们可以抑制胆碱酯酶的活性，从而有效地减轻皮肤炎症。

当然，以上我们提到的都是轻症毛囊炎的预防和治疗方式。一旦毛囊炎联合成片，就会变成痈、蜂窝织炎甚至更深层次的感染。比如到了淋巴系统就会出现丹毒，到血管了是脓毒症，如果组织大面积坏死，就成了这部分开头提到的坏死性筋膜炎。一旦出现这类情况，那求美者绝对不可能仅通过护肤的方式，期待毛囊炎自行好转，一定要尽早去医院皮肤科门诊，甚至急诊就诊，根据医生的处方，按需使用口服或者静脉注射的抗生素，同时应用外敷药物治疗。

有些同学长期出现类似于痤疮瘢痕的毛囊炎症，皮肤脓头反复破溃、愈合，最终演变为瘢痕或者色沉。这时候怎么办？

做好两件事就行。第一是防晒，第二是祛疤。

之前讲祛疤的那节，胖天使曾经提过主要有两个流派的药物，一个叫硅派，一个叫洋葱派。

　　刚出现毛囊炎，皮肤还在红肿的时候不要用药，等脓头出来，皮肤破口结痂脱落之后，新鲜瘢痕（也就是痘印）开始出现的时候再用。每次挤一点点，能覆盖脓头就行，轻轻地涂上去，等它自然干，每天 1~2 次，最好持续 3~6 个月，就能够非常有效地避免出现瘢痕增生和色沉。

　　除此之外，胖天使再提醒一句，疖子或痤疮脓包通常不是偶然形成的，大多数人的毛囊炎容易出现在某些特定位置，比如鼻槛下方、鼻尖、耳垂或者下颌角等，每次只要一长，就长在这些地方。为什么？一是自身发育问题，某些部位毛孔比较小，排油、排汗还特别多，容易阻塞；二是这些地方常常处在皮肤的沟沟坎坎，不好清洗。

 划个重点

　　毛囊炎，皮肤红、肿、热、痛。头、颈、会阴部位常见。单发感染最多，叫疖子，千万别手欠瞎挤，按需使用外用药，同时做好清洁。长期毛囊炎的同学需要注意穿衣、饮食习惯，重症患者必须到医院就诊，根据需要应用抗生素。毛囊炎破溃后，应该积极防晒，并适当应用祛疤药物，避免出现瘢痕增生与色沉。

我要让脸变干净

如何正确祛色斑？

大家在求美过程中都讲求"白璧无瑕"。有句俗话叫"一白遮百丑"（似乎还有一句叫"一胖毁所有"？）。祛除面部色斑，可以说是求美者共同的愿景。

色斑是什么？有哪些分类？针对各种色斑又各有什么妙招？

色斑，指的是皮肤细胞在代谢过程中局部出现过多的黑色素颗粒沉积，而在体表显现出来的深色块。这要跟色素痣区别一下。上文讲过了，色素痣是指一些特殊的黑色素细胞聚集成团，而色斑指的是细胞由于代谢出现的色素颗粒沉积。总体而言，我们应该把色斑归为一组皮肤代谢性疾病。根据色素沉积原理的不同，色斑可以进一步分成雀斑、晒斑、黄褐斑、老年斑以及病理性色斑这 5 大类，记个顺口溜的话，叫"晒病老黄雀"。

色斑中最早出现、也是最好治的一类就是雀斑。这东西其实是先天性疾病，在女生中比较多见，还有一定遗传性，一般刚出生的时候不太显得出来，但是随着年龄增大、日晒增多，大概到三五岁的时候就能看见，之后越来越重。表现是两侧的颊部和鼻头上比较多，呈现出一片密密麻麻的褐色小斑点。雀斑不疼、不痒、也不要命，有的老外甚至觉得雀斑是青春可爱的象征，留着挺好，干嘛要祛除？

当然，萝卜青菜各有所爱，大多数亚洲人还是喜欢白白嫩嫩的皮肤。问题是，如何去祛除雀斑？到网上搜一下，会发现好多方法，有的人建议涂药，还有人说可以刷酸，可以做冷冻，等等。但是，这些方法要么治标不治本，很快会复发，要么容易导致皮肤副损伤，比如形成瘢痕。

目前雀斑的一线治疗方案就一大类，即光电治疗，如皮秒、超皮秒、二氧化碳点阵激光、铒激光，等等。光电治疗能够有针对性地分解雀斑中沉积的色素，有效达到治疗的效果。

通常做完激光之后，脸上的小麻点儿几天内就会纷纷涌出皮面结痂了。这个时候，大家还要注意三件事。第一，不要犯欠拿小脏手去抠，要让痂皮自行脱落；第二，一定要做好防晒的工作，强日照刺激下，雀斑很可能在短期内复发；第三，充分做好皮肤的保湿锁水，在防治色斑的诸多要素中，保湿锁水甚至比防晒的优先级还要高。

做好这三件事，等到脱痂后，您会发现雀斑比做之前明显减轻了。当然，如果是二三十年的老雀斑，指望一次激光就能全去掉是不现实的。从经济适用性和安全性两方面出发，胖天使推荐求美者大概 3 个月做一次，一共做 2~3 次，就能达到总体满意的结果。

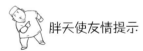

胖天使友情提示

只要您的细胞是活的，它就会继续代谢，产生新的色沉。因此锁水、防晒这两件事，其实是旷日持久的长期功课。

接下来说说晒斑。这东西特别好理解，强日照下皮肤会被灼伤，导致日光性皮炎，即刻出现的是红斑，而且会维持一段时间。如果在此期间持续伤害皮肤，如持续地紫外线照射、干燥、感染等刺激，就会让皮肤遗留下深色晒斑。说句不好听的，晒斑，其实是大家"作"出来的。所以，针对晒斑的战略，一定是日常防控大于主动治疗，翻译一下就是：不"作"，就没事儿。

但如果已经出现晒斑了怎么办呢？这和治疗雀斑的治疗思路就不一样了。

反省一下，我们为什么会得晒斑？因为日照，因为干燥，因为虐待了皮肤。也就是说，我们要对皮肤好一点儿，来恢复它的正常代谢，其中最核心的要点就是摄入维生素。多吃含维生素 C 的新鲜蔬果，富含维生素 B 的粗粮，再加上适量使用中性保湿护肤品，就能够促进皮肤细胞恢复正常的色素代谢功能，让形成晒斑的沉积色素被逐渐分解掉。至于化学刷酸、剥脱性激光等操作，相当于让本来就受到虐待的皮肤继续遭受折磨，不仅没有改善效果，还有可能进一步加重晒斑。当然，您如果坚持了比较长时间的补充维生素加锁水保湿防晒方案，皮肤晒斑已经比原来浅了，但还不能完全祛除，也可以去做一些非剥脱类的光电项目，比如将光子嫩肤作为进阶改善晒斑的手段，这种项目也是值得推荐的。

第三，黄褐斑，小仙女们一生的敌人。学界普遍认为，这个东西是由体内以雌激素升高为主的内分泌代谢紊乱引起的。所以很多小姑娘年轻时啥事都没有，等到结婚了、怀孕了，雌激素水平升高了，一下子满脸都是黄褐斑，遍地开花，跟怀孕前的照片一对比，让人非常崩溃。这个东西又偏偏特别顽固，上文谈到的激光和其他皮肤保养方案，对黄褐斑其实都不是很好使。

黄褐斑的一线治疗方案是什么呢？一定出乎很多朋友意料，竟然是之前提到过的著名非法医疗之"美白"。当然，这里说的肯定不是美白针，而是用于改善肝功能，化解含铁血黄素的一系列保肝药物。

黄褐斑以往又被叫作肝斑，这是因为肝脏能够灭活雌激素，所以肝不好的人雌激素水平较高，容易长黄褐斑。因此采取保肝治疗，使肝脏功能正常化，使雌激素水平下降，肯定对祛除黄褐斑有效。

美白治疗具体涉及哪些药物呢？当然是经典的谷胱甘肽片、维生素 C、氨甲环酸（传明酸）三者组合。大量文献证实，规律口服这三种药，能够让黄褐斑明显变浅。具体针对每一位求美者，应该怎么吃，吃多大量，胖天使建议您去当地的三甲医院内分泌科或者皮肤科，找相关的专家面诊开药。

再次强调，口服这三种药物是治疗黄褐斑的一线方案，而注射美白针是绝对不合法的，请大家谨记。

在内服药物之余，您还可以同时用一些外用治疗手段，比如氢醌乳膏、各种非剥脱性激光等。但临床数据显示，外用药与光电治疗对黄褐斑的治疗效果是有限的。因此，觉得口服药物治疗效果不理想，而且经济条件良好的朋友可以酌情尝试。

第四，老年斑，又叫脂溢性角化病，比起刚才的三种色斑，老年斑的颜色更深——有多深，参考著名演员摩根·弗里曼（Morgan Freeman）就知道了。比起色斑，我们更愿意把老年斑归为一种良性的皮肤肿瘤。这个东西的主流治疗方法是什么呢？还是光电，但和雀斑不一样，老年斑普遍范围更大，颜色更深，皮秒、超皮秒、光子这些非剥脱性光电治疗通常只对早期的小面积斑块有效。如果斑块的颜色更深、范围更大，非剥脱性激光就难以达到有效的祛斑强度了，像二氧化碳点阵、铒激光这种剥脱性激光反而应该是首选。有些质地更硬的老年斑甚至需要进行机械磨削或者用外科手术切除，才能够真正达到祛除目的。

最后，再来说说病理性色斑。有时候，皮肤斑块并不是原发的，只是其他重大疾病在皮肤上的表现。比如网状青斑、蝶形红斑、牛奶咖啡斑，可能分别预示着患者患有结节性多动脉炎、系统性红斑狼疮或者神经纤维瘤病。发现这样的色斑，请大家一定充分重视，先治原发病，再谈变好看。

有朋友可能会问，我长了个斑，也不知道是啥，但怎么看也不在上文介绍的范围内啊。

这当然是有可能的。皮肤色斑相关的诊断有上百种，上文介绍的五大类，只是在医美临床中最常接触的类型。且不说您不知道，胖天使本人也不是都知道。但没关系，我们可以去问医生。遇到未知的皮肤情况，您可以去求助三甲医院皮肤专科医生，进一步明确诊断后，再考虑有没有条件进行祛斑治疗。

比如人家最后诊断是一个太田痣，OK，激光走起；但如果诊断是个基底细胞癌，是恶性黑素瘤呢？一次积极的就诊可能就意味着挽救了一次生命。

祛斑神器——皮秒激光

皮秒激光，又称皮秒镭射净肤，号称是激光医美中的法拉利，光电项目中的爆款。名字高端霸气不说，功能更是包罗万象：

祛斑祛痘，紧肤除皱，祛除瘢痕、文身……

但是，皮秒真的这么神奇吗？您又当真需要做皮秒吗？我们且看下文分解。

首先来解释一下什么是皮秒激光。它跟我们的皮没半毛钱关系。皮秒是一个时间单位，它指的是一万亿分之一秒，也就是 10^{-12} 秒。所谓皮秒激光，指的是拥有皮秒级别脉冲宽度的激光。与传统染料、调 Q 这种纳秒激光相比，皮秒激光能够达到极高的瞬时能量，可以把目标范围内的黑色素颗粒瞬间打碎。同时，由于皮秒激光的作用时间特别短，基本上不会损伤治疗范围以外的正常细胞。这就类似于用火箭炮"轰"地一下把全部能量都打在一只麻雀身上，还没有伤到树枝。但是，这早就不是什么新鲜的技术了。想想做近视眼常用的手术，叫飞秒激光。飞秒是 10^{-15} 秒，瞬时能量比皮秒还要高得多，相当于拿原子弹打蚊子。

国内常见的皮秒激光就两个牌子，一个是美国赛诺秀公司的蜂巢皮秒（Picosure），还有一个是以色列赛诺龙公司出的超皮秒（Picoway）。当然，还有一些国内尚未批准通过的皮秒激光，比如美国酷蓝公司的 Enlighten，以色列飞顿公司的 Pico 4 等。

此时就涉及一个无数人提到的问题了，皮秒和超皮秒有啥区别吗？

您上网随便一查，网上会有各种各样的答案，什么皮秒波长 755 nm，超皮秒则是 532 nm 和 1 064 nm，超皮秒更精准可控、治疗次数更少，超皮秒舒适度高、恢复期短……

看着就好像超皮秒全方位高了皮秒一头似的。但其实这俩激光的区别，完全就是俩公司、俩牌子的区别。它们是并列的关系，不存在谁是谁的升级版这一说。胖天使为此还专门咨询过多位资深激光医美专家，他们给出的结论完全一致：这俩激光在治疗适应证和效果方面基本上没有差别。因此，也很少看到哪家医美机构同时引进皮秒和超皮秒两台机器的。当然，想用这个来当噱头圈您钱的机构除外。

接下来就要谈到适应证了。究竟什么样的求美者需要采用皮秒激光治疗呢？虽说我们上文提到的治疗范围很大，但皮秒激光最核心的功能只有一个：打碎色素颗粒。为什么我国港澳台地区把激光称作镭射净肤，其实指的就是皮秒能把皮肤上的色斑打掉，包括上文中提到的雀斑、晒斑、瘢痕色沉等比较好祛除的，以及一些其他类型的激光难以祛除的，如黑眼圈、黄褐斑、太田痣甚至黑色文身等。但如果您非要用皮秒缩毛孔，祛除痘印，做面部提升，甚至美白、脱毛，那恐怕效果就没那么理想了。

虽然皮秒激光（特别是超皮秒）设有专门祛斑的平光模式，以及号称能够紧肤、缩毛孔、改善皮肤质地的点阵模式，但改善皮肤质地真的只能算祛斑治疗的添头而已。后文胖天使会讲到能量比较大、可以用于提升紧致的热玛吉，还有对皮肤各方面都有那么点儿用的光子嫩肤，和它们比起来，皮秒的护肤效果可以说真的不敢恭维。一句话总结：一把钥匙只适用于开一把锁，没有全能的玩意儿。

言归正传，下面我们来聊聊皮秒的治疗过程。首先，还是要排除禁忌证，一首打油诗送给大家：

怀孕哺乳加月经，

感染肿瘤免疫病，

光敏癫痫维 A 酸，

出血凝血都不行。

在排除禁忌证后，开始治疗之前，推荐大家用清水洗脸，然后做个皮肤测试。我们在做皮秒前最想看的数据自然就是面部色斑的位置和大小。检查完后，根据得到的数据，医生基本就能确定该在求美者脸上什么地方打斑，以及打多大能量了。

接下来就是按照惯例，往脸上涂抹利多卡因乳膏，半个钟头后刮掉。有医生主张，超皮秒不疼，不用抹麻药。但是，如果能量高一点儿，范围大一点儿的话求美者还是会感到疼的，所以敷点儿麻药肯定不吃亏。

再然后就进治疗室了，给眼睛上面戴个激光眼罩，有隐形眼镜的最好摘下来。接下来治疗开始，就是一阵"啪啪啪啪"，刺疼刺疼的，有时还会闻到一股煳味（那真是在烤自己的肉咧）。一些好心的医美医生在做完祛斑模式后，还会送您一次全脸的嫩肤模式，当然您也别强求。胖天使也说了，这玩意儿的嫩肤效果本来就不靠谱。全部做完后，贴冰敷面膜冷静一下，思考人生20分钟。万事俱备，收工回家。

皮秒的术后恢复期和能量比较强的光子嫩肤类似，需要常规敷"械"字号补水面膜。一般来说，这个区域3天左右就会结痂，再过2天脱痂后，就可以正常洗脸和使用护肤品了，但通常还是需要在一个礼拜左右之后才可以化妆。皮秒本身就是专门用于祛除色斑的，因此手术之后需要严格防晒，戒烟戒酒，多吃新鲜蔬果，补充维生素C。对于一些利用皮秒来祛除黑眼圈的小哥哥和小姐姐，还得额外加上一条：禁止熬夜。

治疗的痕迹基本上一周左右就消失了，此时和治疗前对比，您就会发现，色斑已经明显变淡。之前隐性色斑比较多的同学，整个肤色的亮度甚至都会提升。当然，比较客观的方法就是去医院再做一次皮肤测试，毕竟数字不骗人，特别是当您看到原本皮肤的健康水平只超过 10% 同龄人，而治疗后居然超过了 80% 同龄人的时候，心里的暗爽，谁做谁知道。

但是随着时间推移，皮秒治疗后一个普遍存在的问题就会显现出来，即皮肤返黑。不管术后您再怎么认真防晒、补水、吃维生素 C，皮肤返黑仍然会不请自来。事实上，我们认为皮秒打碎的黑色素有一部分会排出体外，但不可能完全排出来，它的剩余部分仍然会重新聚集，形成新的色素颗粒，这个过程是不可避免的。同时，由组织刺激导致的无菌性炎症也会使表皮细胞产生少量的黑色素，形成色沉。因此，指望一次皮秒永久地解决皮肤色斑是不现实的。一般来说，1~2 个月 1 次，3 次一个疗程，做完一个疗程才能达到清除皮肤色斑的稳定的效果。

最后再来说说皮秒激光的安全性。在诸多光电项目中，皮秒激光的副作用是出名的小，几乎不会灼伤正常皮肤。网上有个流传很广的视频，就是拿马克笔在气球上写字，然后拿皮秒去打，会发现字都打没了，气球也不会破。但人脸的结构毕竟比气球复杂得多，医生的水平也参差不齐。用皮秒治疗黑眼圈的时候，它经常会打出水泡；对付一些难治性的色斑，皮秒有可能完全无效，如果能量调得过大，可能会出现继发性色素沉着，甚至加重原有色斑（特别是黄褐斑）。

胖天使建议，对于已有过光电祛斑失败经历的同学，尽量选择知名三甲医院或大型民营医院，找与光电美容对口的医生面诊就医，这样在治疗的安全性和有效性上都能得到更好的保证。

朋友们喜闻乐见的问答环节

Q: 为什么做皮秒后出现了色素加重的现象，该怎么改善呢？

A: 有 2%~5% 的人在做完皮秒后会出现色沉（返黑），这是体质问题。这种色沉是一过性的，慢慢会自动消除。

　　除此之外，还有两种情况可能会造成色沉：第一种是创伤过重，即皮秒能量打高了。什么样的皮秒能量容易打高？复习一下皮秒的原理是什么：皮秒是一种激光，无论是什么波长的激光，颜色吸收都是选择性的。也就是说，如果皮肤颜色和需要打的色斑的颜色对比度大，用很低的能量就可以让色素分解。因此，对比度大的皮肤不容易出现损伤。相反，如果皮肤偏黄，做皮秒想打一些和皮肤对比度很小的黄黑色的斑，就很容易出现皮肤的灼伤，因为能量不好控制——能量小了没有效果，能量大了，周围好的皮肤就被烧掉了，这也是为什么黄褐斑不是皮秒的适应证。

　　另一种情况是没做好修复。皮秒和其他的激光一样，是对整块皮肤的灼烧。这与化疗类似：化疗对癌细胞有伤害，但对普通细胞也有伤害，它是无差别攻击。所以，皮秒术后一定要做好防晒和补水，该用面膜、防晒霜一定要用到位。做皮秒就相当于进行了非常强烈的日晒，术后如果再去晒太阳或者接触紫外线的话，是很容易留下新的色沉的。因此，防晒和补水是人为可控的减小皮秒损伤的方式。

Q：如果皮肤的对比度比较低，而且还有色斑，怎么办？

A：这种情况下就不要再打激光了，应该用强脉冲光。

我想改善肤质

一揽子解决方案——刷酸

在门诊中，大家向胖天使咨询更多的是皮肤科而非整形外科的问题，像什么痤疮、闭口、黑头、毛周角化、鸡皮肤、毛孔粗大，甚至油痘皮、敏感肌之类。说句老实话，刚入行的时候碰见这些东西，我是真的一个都不会。碰见门诊咨询的患者，只能两手一摊——认怂。但时至今日，被数千个问题狂轰滥炸过后，胖天使俨然已经"皮糙肉厚"了，再碰见遇见咨询皮肤问题的求美者，我也会自信满满，以不变应万变地回复一句：您，刷过酸吗？

刷酸，以前学名叫果酸换肤。这个"换"字可不是容光焕发的"焕"，真的是偷天换日的"换"。因为它的原理真的就是把皮肤的角质层换一遍：利用中高浓度的酸性凝胶腐蚀掉表皮表面老化的角质层，加速新陈代谢，创造一个新的角质层。就这么简单。刷酸属于最浅表、最无创的皮肤医美治疗。顺便说一句，比它深一层的是激光，比如点阵，是要烧到角质层下面一部分表皮的。再深一层就是磨削了，那会把整张表皮都给您磨下去。

刷酸可以用来干嘛呀？开头提到的问题：痤疮、闭口、黑头、毛孔粗大、鸡皮肤……它全都管。它的原理是什么呢？像痤疮、闭口、黑头、油痘皮这些问题都是和皮脂腺的分泌相关的。用水井打个比方，如果排水不畅，应该怎么办？需要把井炸了吗？当然不用。把井盖给掀了，水不就排出来了嘛。刷酸也是同一个道理：把角质层这个"井盖"去掉，再补水，皮脂腺分泌的"残党余孽"就通通排出来了（这也是为什么刷酸后经常会有一个爆痘期）。至于毛孔粗大、毛周角化、鸡皮肤这些皮肤表面的问题，看起来不够美观怎么办？那就直接刷掉表面的一层，让它重新长，直到满意为止。

刷酸的原理听起来简单，但实践起来还是挺有讲究的。按规矩，还是先说禁忌证。什么人不适合刷酸？很多人说敏感肌的人不适合刷，但因为刷酸本身就可以让新生的角质层变厚，所以刷酸甚至是可以治疗轻度敏感肌的。因此，我们要分怎么个敏感法。

如果只是皮肤比较容易长痘，用了高酸性的护肤品之后有轻微的疼痛和发红，胖天使认为是可以尝试刷酸的。但咱们得把自己的皮肤情况告诉主诊医师，适当地降低酸的浓度和刷酸频率，而且要比较刷酸前和刷酸 2~4 周之后的皮肤质量。如果刷了酸之后，痘痘越来越多，皮肤越来越红、越来越疼了，那说明皮肤不能对酸产生耐受，求美者暂时就不要再做刷酸治疗了。

对于本身皮肤就特别敏感，比如换个季、换个环境甚至换身衣裳脸上就红肿一片的同学，就千万不要再刷酸啦。再有，正处于急慢性皮肤感染或者炎症病变时期时的求美者是绝对禁止刷酸的。长痘痘时，OK；但痘痘已经感染了，正冒着大脓包呢，还瞎刷什么酸啊，是想把脓铺平一脸吗？这种情况一定要先去皮肤科治疗皮肤感染，该涂的外用药，该吃的口服药，无论是抗生素、激素还是其他的药物，听人家皮肤科医生的，别用医美代替治病。

多说一句，孕产哺乳期的女生能不能刷酸？这其实取决于您刷什么酸。

虽然我们原来管这个项目叫果酸换肤，但真正应用于皮肤的酸类其实挺多的，不仅限于果酸，还有水杨酸、壬二酸、维 A 酸，等等。

果酸（包括它的分支杏仁酸）是最基础，也是最安全的酸类。果酸的医用浓度一般是 20%~70%，家用护肤品的浓度则是 5% 左右。果酸的作用就是单纯化学剥脱，没什么副作用，但也没什么附加效果。

再说水杨酸，医用浓度是 10%~20%，家用浓度是 0.5%~2%。它的剥脱效果稍微弱一点，无论是祛除闭口、黑头，还是之后的美白效果都不如果酸。但有一个好处，它有一定抗炎效果。对于有轻度炎症的皮肤，比如长了红色的痘痘，使用水杨酸的效果比果酸好，可以更好地避免刷酸之后满脸大脓包的可怕下场。因此，相比果酸，水杨酸对皮肤多一个抗炎的作用，主要适用于祛痘。

至于壬二酸，医用浓度大概在 10%~30%，在家用护肤品中比较少见。它兼具水杨酸的抗炎性和果酸的剥脱性，主要用于脸上角质层比较厚的，俗称"厚脸皮"的皮肤。壬二酸祛除闭口、改善肤色的效果都不错，但是它有一个缺点，就是用完之后皮肤灼烧刺痒的感觉比较明显——敏感肌的朋友，请慎重使用。

最后就是抗衰"大杀器"——维 A 酸，只限医用，浓度是 0.02%~0.1%，这也是唯一一种由于可能导致胎儿畸形或者新生儿中毒，所以我们不推荐孕产哺乳期的女士选择的类型。换而言之，前三种酸对于孕产哺乳期女士来说都是相对安全的。

当然，相对于适应证、禁忌证的判别过程，医美刷酸的过程其实特别简单，因为大部分工作是不需要求美者自己参与的。在清洁了面部之后，医务人员会在大约 30 秒时间内将所需酸液均匀涂在您需要刷酸治疗的皮肤表面。

这里注意一点，根据需要治疗皮肤的状况和位置的不同，所用酸的浓度也不相同。还以果酸为例，如果仅仅是在面部，比如 T 区、颊部、下颏，一般来说 20%~30% 的浓度刚刚好（顺便说一句，因为眼睑皮肤太薄，这里是不能做医美刷酸的）。但如果您想治疗的是在肩膀、上臂、大腿上的鸡皮肤，那可能就需要浓度 50% 的果酸。而如果是治疗在后背这种特别厚的皮肤上的痘痘和闭口，甚至需要浓度为 70% 的果酸。

家用护肤品中的含酸量大概有多少呢？仍然以果酸为例。我国和美国药监局分别要求家用护肤品中果酸的含量不得超过 6% 和 10%。而上文讲到，医用果酸的浓度动辄 20%、30% 或更高，因此，无论是在见效速度还是危险性方面，家用护肤品都不能和医美刷酸相提并论。所以，千万别觉得自己用含酸护肤品驾轻就熟了，就在家里挑战医用刷酸。不是每位脸被烧毁的朋友都有后悔药吃的。

通常医美刷酸治疗时间大约为 5~10 分钟。如果第一次刷酸治疗，或者皮肤敏感点儿的朋友，3~5 分钟就够了。如果是长期刷酸，已经建立耐受的朋友，可以挑战 15~20 分钟。治疗完毕之后，先用清水洗掉所有的酸液，注意洗时不要让酸液进眼睛。这时候其实您已经能初步观察到刷酸的效果了，痘痘表面能看到一层白霜似的改变，这就说明酸性剥脱的效果已经达到了。此后，我们稍微给点儿冰敷止痛，使用"械"字号补水面膜，即可完成全套治疗。

 胖天使友情提示

有人说：网上写了，刷酸后是不该用面膜的，用了之后这酸就白刷了。胖天使强调一下，其实并非如此。医美刷酸后，皮肤的敏感性一定会变高，此时补水、防晒都是必不可少的。当然只是用家用低浓度酸性护肤品的话，用完后如果皮肤没有特别不适，那确实不一定需要敷面膜。

多久做一次医美刷酸合适呢？初次尝试的话，建议间隔一个月左右，让表皮充分地建立耐受，角质层充分再生，以保证安全性。如果此后规律进行的话，一般来说两周一次比较合理，最频繁也不要超过一周一次。同时注意，我们不建议同时使用医美刷酸和家用含酸护肤品，这样难以控制酸液的剥脱力度，容易造成表皮创伤。

再次强调，在两次及以上医美刷酸后，皮肤变得更糟糕或更敏感的求美者，要立即停止刷酸，去皮肤科门诊就诊，寻求其他治疗方法。

再多提一句日常酸性护肤品。什么样的护肤品算是有刷酸功效的呢？是不是主要成分中带个酸字就行？

肯定不是。含果酸、水杨酸的护肤品通常会有刷酸效果，但成分中有氨基酸、玻尿酸的，这可能就属于"光有酸字，不带酸味"的了，是起不到酸性剥脱效果的。反而是像维 C、A 醇这类成分，虽然不带酸字，但由于维生素 C 有酸性，A 醇能代谢成维 A 酸，实际上也属于刷酸产品。

酸性护肤品在早期使用时也要注意皮肤耐受性。一般情况下，求美者开始使用前需在前臂内侧或耳后涂一点点，过 10 分钟左右，如果皮肤没有明显痛感或者发红，才能分别应用于眼周和面部。使用频率也要循序渐进，从每周一次开始建立耐受，逐渐到一周两次、三次，最终实现每晚应用。

 划个重点

无论医美刷酸还是日常的酸性护肤品，在酸性剥脱的原理上是完全相同的，区别只是酸的类别、浓度和附加成分。再次强调，一定要在有资质的医疗机构内进行医用级别的果酸、水杨酸或者壬二酸刷酸治疗。无论任何浓度的维 A 酸治疗，都必须经过皮肤科医生开处方，遵嘱使用。切不可违规超量用药，否则欲速则不达，皮肤烧坏之余，还可能导致严重的肝肾损伤，那就太得不偿失了。

表 1　各种酸的对比

酸的名称	适应证	禁忌证	医用浓度	家用护肤品浓度	亮点
果酸	寻常痤疮、黄褐斑、皮肤光老化、脂溢性角化病、雀斑、毛孔粗大、轻度皮肤瘢痕等，也适用于预防和延缓皮肤衰老	对该试剂过敏或治疗部位有过敏性皮炎者；治疗部位有感染性皮肤病者；有免疫缺陷性疾病的患者；6个月内口服或外用过维A酸类药物者；正在口服抗凝药或吸烟者；近期接受过手术或有正在愈合的伤口者；近期接受过放疗者；光防护不够或有晒伤者；有肥厚性瘢痕或瘢痕疙瘩病史者；6个月内做过局部冷冻治疗者；孕妇；有炎症后色素沉着或色素减退病史者（非绝对禁忌证，需要慎重，避免炎症及其带来的色素异常的风险）	20%~70%	5%左右，不超过6%	单纯化学剥脱，促进肌肤细胞更新
水杨酸	痤疮、玫瑰痤疮、脂溢性皮炎、黄褐斑、银屑病等	同上	10%~20%	0.5%~2%	有一定抗炎效果，对于有轻度炎症改变的皮肤（如呈现红色的痘痘）效果好于果酸，可以避免刷酸后大量爆痘；还具有预防和延缓皮肤衰老、预防紫外线诱导的皮肤肿瘤的作用

续表

酸的名称	适应证	禁忌证	医用浓度	家用护肤品浓度	亮点
壬二酸	痤疮、玫瑰痤疮、黄褐斑、色素沉着，更适用于角质层较厚的皮肤	对本品过敏者禁用，敏感肌慎用	10%~30%	较为少见	兼具抗炎性和剥脱性，祛除闭口、改善肤色效果不错，但灼烧刺痒感明显
维A酸	痤疮、慢性日光损伤、光老化皮肤、色素性皮肤病、角化异常性疾病等	对本品过敏者、孕产哺乳期妇女、备孕妇女禁用，晒伤者、光敏感者、湿疹患者慎用	0.02%~0.1%	仅限医用	具有抗炎作用，可抑制粉刺的形成并溶解粉刺，可减少表皮黑色素，但可能导致胎儿畸形或新生儿中毒

 朋友们喜闻乐见的问答环节

Q：除了脸部，其他身体部位皮肤粗糙或有鸡皮肤，可以刷酸吗？

A：跟脸部相比，在身体其他地方刷酸可能需要酸的浓度高一些，特别是肩背部。背部的话，刷果酸有可能要刷到50%的浓度，不然根本没用。这种情况下，求美者一定要去三甲医院的皮肤科进行治疗。

"万金油"光子嫩肤

这部分我们再来聊一个光电美容中的爆款项目——光子嫩肤。

它究竟是个啥？什么治疗原理？做它的利弊在哪儿？注意事项有什么？

先说什么是光子。光子学名叫强脉冲光，您可以把它理解成太阳光的一部分，就是太阳光里除去紫外线之外的一段连续光谱，把它加强马力之后往脸上一照就可以称之为光子了。而所谓的嫩肤是指什么呢？我们看看光子号称能解决什么问题：

雀斑、晒斑、黄褐斑，

花纹、皱纹、妊娠纹，

毛孔、痤疮、蜘蛛痣，

黑头、橘皮、红血丝……

总之就是好似一切皮肤问题都能用它解决，真正的"大饼卷万物"。

这大饼画的靠不靠谱呢？其实并非全无道理。上文提到，强脉冲光是一段连续的光谱，波长大概是 500~1 200 nm，其中 500~600 nm 这一段特别适合血红蛋白的吸收，拿来改善皮肤的红血丝就很棒。那么波长完整的强脉冲光对红血丝有没有用？有用，但贪多嚼不烂，500~1 200 nm 很宽，对付每个皮肤问题可能都是浅尝辄止。综合起来，您说这玩意儿到底是来祛除色素的，还是缩小毛孔的，还是提拉组织的？其实属于"四六不靠"。但既然它对肌肤的各种问题都有点儿用，我们不妨给它起一个大包大揽的名字，就叫"光子嫩肤"吧。

好的，那大家现在总算知道这项技术的核心多么老土了。所谓的 LED 光子听着高端，其实就可以比作是拿个大灯泡，滤掉紫外线之后往您脸上照（这是个比喻啊，其实没有那么低端）。

我们说说这东西的利弊。先说好处，最大的好处就是安全！在所有的光电治疗中，光子嫩肤的安全系数肯定是最高的。为什么呀？不就晒太阳么。您又不是吸血鬼，晒晒太阳一般都不会出事的。

第二，便宜。光子嫩肤的原理"简单粗暴"，这个东西的造价一般也不会很贵，在公立医院做一次光子嫩肤的价格基本在 1 500~2 000 元左右，只相当于热玛吉的 1/10~1/5。

第三，基本无创。就晒太阳对不对？它不像剥脱性激光（比如点阵激光）那样，做完后脸上会结很厚的痂。因此，做光子嫩肤恢复很快，上午治疗，下午甚至就能上班。

也正是基于以上这三点原因，光子嫩肤成了相当多医美小萌新的入门课。

再说光子的缺点。其实上文已经提到了，光子的最大问题就是——缺乏针对性。我们还拿刚才的红血丝说话：我脸上其他什么问题都没有，就是红血丝特别重，适合打光子吗？其实不适合。如果能量给得偏低，对于很重的红血丝没效果；能量给高了呢，其他那些没有用的波长就可能对皮肤造成一些副损伤。

这时就不免叹气了：哎呀，要是有专门针对红血丝波长的光就好了。

这种光有没有呢——当然有啊，单一波长的就是激光呗。

因此，做光子之前，一定要明确您到底是想干嘛，如果只是为了综合改善皮肤质量，达到以保养为主的目的，光子嫩肤值得推荐。但是，如果是为了解决单一问题的话，激光或许是更理想的选择。

接下来，我们讲讲光子嫩肤项目的治疗过程和注意事项。

首先，什么人不适合做光子嫩肤？其实就相当于问"什么人不适合晒太阳"。皮肤光过敏的朋友肯定都不适合，比如银屑病、白化病、皮肤癌或者正在口服维 A 酸的患者。皮肤正处于急、慢性感染期的患者当然也不应该做。正在爆痘、脸上疖子刚化脓、瘢痕疙瘩出现破溃的患者一旦做了光子嫩肤，本身皮肤的炎症会进一步加重。最后求美者还要知道，光子不是一般的晒太阳，它属于烈日暴晒（所以我们叫它强脉冲光）。所以，像孕妇、有严重心肺合并症的患者，也得悠着点儿，对自己负责，也对下一代负责。

做光子前得完全素颜（这是当然的，涂着防晒霜晒太阳，您觉得治疗还会有用吗？）。一些医生在治疗前半小时会给您开一支利多卡因乳膏，如果没给您开的话，我建议您自备，或者求医生给您开一支。把麻药乳膏均匀涂在预期要治疗的区域，等待大约 20 分钟，然后用清水洗净并擦干皮肤，您就可以昂首阔步走入治疗室，躺平闭眼，准备开始惨叫。

唉，抹了麻药还会感到疼吗？其实还是会有点儿疼的，因为麻药乳膏的渗透不会非常深。

有的杠精表示不服：我就做过光子嫩肤，一点儿都不疼。胖天使骗人！

那我们来跟杠精讲个道理。光子是可以调能量的，在一定的范围内，能量越大就会越让人感到疼，但治疗效果也就越明显。我把能量就调到普通太阳光那么强，让您花整整 2 000 大洋享受一次普通日光按摩，您脸是不疼了，心疼不疼啊？

一般来说，面部做光子治疗的时间大约 20 分钟上下，做完后脸上会是那种热辣辣的感觉，而且皮肤会特别干，因为强脉冲光分解了皮肤内的水分。当然，如果您提前看过这本书的话，自然不必慌张，您会闲庭信步地从车载冰箱内取出一张早已准备好的冰镇面膜，往脸上一敷——那便是至高的享受，降温消肿、锁水保湿，一气呵成。

什么？您说没车，也没面膜？其实没关系，大多数光电治疗中心的服务区都有卖的。总之，降温、锁水是光子治疗后 48 小时内最重要的事情。

而在接下来的三个礼拜中，我们还要贯彻另外两件事，就是防晒和控油，其中防晒是最重要的。一想便知，我们刚刚经历了一次强脉冲光暴晒，要是再去晒太阳，能量肯定就超标了。轻则可能出现瘙痒、脱皮、色沉，重的话有可能导致严重晒伤，遗留瘢痕。至于控油，给大家介绍一下光子嫩肤后几个时间点的注意事项：

一周内避免化妆，两周内避免剧烈运动，三周内避免辛辣、油腻刺激性饮食。还有，一辈子避免吸烟、酗酒。

然而，当我们小心翼翼地度过了一个月，终于解放了，对着镜子看脸时，我们会发现……咋跟一个月前一样呢？

这就对了。只做一次光子嫩肤的效果通常不会非常明显，一般来说每月做一次，至少 3~6 次后，才会有初步效果体现出来。

朋友们喜闻乐见的问答环节

Q 网上常说的彩光、E 光都是什么东西？还有所谓的 IPL、OPL、DPL 是一回事儿吗？

A 其实彩光、E 光都是强脉冲光的其他叫法，这个东西的英文缩写就是 IPL（Intense Pulsed Light）。所谓的 OPL、DPL 其实是分别从能量稳定性上和光谱宽度上对 IPL 的小改进，算是一代光子嫩肤换汤不换药的升级产品。

Q 为啥别人做光子嫩肤管用，我做完光子毛孔更大了，肤质一点儿变化都没有？

A 几个可能的原因，其实上文都提到过了。专业光电中心都配有皮肤质量检测仪，求美者治疗前先进行皮肤测试，就可以看出来是不是适合做光子。其他的，包括手术后有没有好好地做到保湿、控油、防晒，都会影响到恢复效果。

Q 不是说光子是无创的吗，那我做完之后色斑怎么还是结痂了呀？

A 其实不用太过担心。光子用于祛斑时的原理和激光祛斑是相似的，就是有可能产生轻微结痂，甚至痂皮周围还会有一点点潮红。这时候不用害怕，大概过一周左右的时间，等痂皮脱落之后就好了。在此期间，如果做好防晒、保湿、控油这些工作，是不会留下色素沉着的。

Q 做光子嫩肤是否会让人产生依赖性呢？能一直做吗？有

没有危害呢？

A：曾有非常著名的专家拿自己当"小白鼠"，对光子嫩肤进行了长期实验。从 50 岁开始，他每过一段时间就给自己做一次光子嫩肤。60 岁时，他跟自己 10 年前对比，发现自己 60 岁时好像比 50 岁时还年轻，以此证明长期做光子嫩肤，对皮肤也没有什么坏处。

初老拜拜

20 岁左右，也就是在上大学期间，初老的表现会逐渐开始浮现。在医美界，我们认为所谓的"初老"就是开始出现面部老化的迹象：有皱纹了；面部有点松弛了；慢慢出现眼袋了；法令纹加深了；面部局部（如颞部和颊外侧）的脂肪萎缩了……

初老有两大罪魁祸首：日晒和疲劳。整天风吹日晒的，肯定要比坐在教室里读书的人更早出现初老迹象；长期熬夜到半夜三点的肯定比起作息规律的人更容易显老。

如果想对抗标志着初老的这些迹象，一个好办法是"膨胀"起来。也就是说，胖，在一定程度上是可以解决初老的。但是有人又认为胖就是丑，这就是另一个话题了。

接下来，我们来聊聊抗初老的那些爆款医美项目。

缺水人的福音——水光针

这部分，让我们来聊聊水光针这个在年轻求美者中非常火爆的项目。水光和上面讲的光子听名字差不多，也是面部年轻化的爆款项目，以至于经常有萌新搞混这俩概念。

其实，水光和光子的治疗理念几乎可以说是相互制衡的。上文提到，光子是利用强脉冲光的能量来达到嫩肤效果的，但同时一定会导致皮肤含水量的急剧下降。

而水光则恰恰是为皮肤补充水分和营养的医美项目。

这部分，就让我们从深层次来了解一下水光针的治疗原理、就医流程以及相关注意事项。

先说什么是水光。有人说水光就是非交联玻尿酸，这个说法对不对呢？有一定道理。小朋友们的皮肤吹弹可破，正是因为他们在真皮层里面的玻尿酸（也叫透明质酸）的含量远高于成人。可以说，玻尿酸是迄今为止在自然界发现的锁水能力最强的成分，1 g 玻尿酸就可携带自身 500 倍的水分。那么，我们通过注射把成年人表皮里面流失的玻尿酸再补回去，是不是就能让皮肤恢复原有的水润光洁了呢？这其实也正是"水光"这个名称的由来。

最初，水光针确实打的就是非交联玻尿酸，但随着技术和需求的逐渐升级，我们发现"水光"这两个字原本的功效已经不能满足我们对面部年轻化的全面要求了。我想解决毛孔粗大问题，想改善油性皮肤，还想进一步美白肤色，甚至紧致肌肤。于是，有人开始在水光注射中加入维生素、肉毒毒素、胶原蛋白，甚至诸多复合制剂的美白针、PRP、三文鱼针、动能素……添头越来越多，作用越来越神奇，价格也是越来越昂贵。

我们现在所说的水光概念，其实早就超越了原本的某种特定针剂，而是指在真皮内注射这项技术。您问打一次水光针多少钱，说 500 元打一次国产玻尿酸的，有！说 5 000 元打一次动能素的，也有！不同机构打进去的药更是千差万别。

　　所以，您在被朋友、被广告、被各种医美机构鼓动做水光之前，自己必须首先要明确的一件事是：我为啥要打水光针？

　　就跟前文讲到的光子嫩肤一样，这些医美爆款项目有个共同特点，就是宣称自己啥都能干，祛油、紧肤、美白、祛斑……乍一听您可能觉得特别动心，但是再仔细想想，这都是它该揽的活儿吗？

　　没错，科学研究表明，给予面部真皮层一定能量，有助于肌肤紧致。但按照这个理论，抽嘴巴也有利于嫩肤咯？说到底，水光的治疗核心还是锁水保湿，如果您的主要问题不是皮肤干、化妆卡粉，而是嫌自己毛孔大、有黑头，那可以去做激光；如果是皮肤黄，那可以采用外涂氢醌乳膏加内服保肝药物；如果长痘痘，可以调节内分泌激素加抗感染。总之一句话，水光针唯一正统的治疗用途，就是锁水，千万别真的拿"豆包"当"干粮"。

　　接下来，我们来聊聊水光注射的方式。随便上网搜一下就会发现，无数网友分享了各种各样不同的水光针注射方式。有些医生拿着个看着特破的小针，一下一下"咔咔咔"，把求美者扎得鲜血淋漓的；也有些医生用非常高端的5针或者9针水光枪，水光枪"啪啪啪"地自动注射，求美者一滴血都不出。

　　除了注射本身，做水光其实有一套比较完整且固定的医疗流程：找医生面诊，排除注射美容的各种禁忌证，如心脑肺重大疾病、凝血异常、哺乳怀孕、皮肤急慢性感染等情况。

　　做水光当天必须完全素颜，用清水清洁面部，进入治疗区之后，先在脸上抹一层利多卡因乳膏，上唇、眼周这些比较敏感的地方多抹点儿，其他部位随意。为保证药效，有的医美机构会在乳膏外面再加一层保鲜膜，但胖天使觉得其实完全没有必要。

大概半个小时后，我们的脸就"腌"好了，刮掉乳膏上"案板"，闭眼，然后就是一顿"扎扎扎"，脸扎成筛子。您20分钟之后睁眼，做完啦，满脸都是血。不怕，擦干净，敷医用保湿面膜冷静一下。OK，不出血了，飒爽回家。

接下来一个礼拜，每天2~3次，别忘了使用医用"械"字号补水面膜。

你说：啥？我都打玻尿酸了，还要补水？

还记得玻尿酸是干嘛的吗？是锁水，而不是补水，水都没有，锁谁呀？所以必须得补，而且是内外皆补，除了贴面膜，每天再喝1 500mL水。一周之内不要化妆，禁烟酒、辛辣刺激性食物，严格防晒，少玩手机。精心呵护一个礼拜之后，您会惊讶地发现，面部皮肤随时都像刚刚贴过面膜一样水润了。

大量数据证实，与治疗前比较，做水光之后一个月内，求美者皮肤的含水量会明显增加。各大医美机构大都提供皮肤质量检测仪，可以实时测定，不妨去实测一下您所接受的水光针的定量保湿效果到底如何。当然，既然说是一个月之内，也就意味着水光针可能在一个月之后要补打。对大多数人而言，一般连续打3次，3个月算一个疗程，一年一疗程基本上就够用了。

对于一些肤质敏感的求美者，比如扎针后红肿比较厉害，一周后针眼还特别明显的，可能要延期到2个月甚至3个月做一次，这样才能给敏感肌肤充足的休息、恢复的时间。

最后回到我们这部分最初提的问题，您究竟适不适合打水光？如果的确是皮肤干燥、化妆卡粉，可以打水光。但如果同时皮肤出油，就是所谓的"炸面筋"——外油内干，在打水光的同时能不能进一步改善油性肤质呢？

其实是可以的，注射玻尿酸的同时给予一定量肉毒毒素，就能有效减少毛孔排油，这和狐臭的治疗原理其实差不多。与此类似，对于毛孔粗大、肤质粗糙的朋友，打水光的同时在真皮层内注射少量维生素 C，也有助于毛孔收缩和肤质改善。

有人就要问了，既然已经这样了，能不能继续拓展？一边皮肤锁水，一边加用以氨甲环酸、谷胱甘肽为主要成分的美白针注射，好不好？再加入生长因子好不好？PRP 呢？胎盘素呢？三文鱼呢？动能素呢？

我只能说，不知道。胖天使虽然满嘴跑火车，但有一点还算在线，就是好歹把自己当个正经医生。我知道网红产品卖得多贵，甚至术后效果多么出色；说明书我也看过，也知道一些药剂在美国、法国、韩国这些地方合法。

但是，既然这些药品在我国的药监局因为种种原因没有获批三类医疗器械，那在胖天使比较轴的脑子里，它们其实就和 20 年前风靡全球的英捷尔法勒并无两样。医疗美容，先有医疗，再谈美容，这是一道数学题，全都对才对，一处错就错，容不得任何姑息。20 年以后的研究成果可能会在很大概率上证明本胖子在杞人忧天，但万一不幸被我说中了什么，又万一某位读者因为偶然看到本书，避免了一次灾祸呢？

朋友们喜闻乐见的问答环节

Q: 水光针适合什么年龄段的求美者？十八九岁化妆卡粉，可以打水光吗？

A: 可以打。但是这么说吧，18岁缺水吗？如果是一个辛苦耕种的农民，或者每天出去采风的画家，或是天天室外训练的运动员，每天风吹日晒，皮肤可能有光损伤，适合打水光。但每天正常在教室里读书的十八九岁孩子是不可能皮肤缺水的，平时多用补水的面膜就可以了。

法令纹的是是非非

这部分，我们来讨论法令纹的是是非非。

法令纹学名叫作"鼻唇沟"，位于面部中下 1/3 处，呈八字形生长，让人显得正经、严肃。现代医学研究发现，法令纹可能是天生，也可能是后天出现的。先天法令纹主要由面部骨骼发育异常导致。而后天产生的法令纹有两个成因，其一是面部自然老化，导致皮肤弹性变差，软组织松弛下垂，以及面部骨性退缩；其二是外在因素，主要指长期紫外线照射，电离辐射或空气污染。有研究显示，左位驾驶的长途车司机师傅们，左侧面部由于长期受到紫外线光照，左侧法令纹明显比右侧的深。

由于法令纹通常意味着"衰老"或"古板严肃"，小伙伴们都不太喜欢它，一旦出现深深的法令纹，便寄希望于用医美手段减轻或祛除它。

究竟如何去掉法令纹呢？胖天使将祛除法令纹的常见办法分为 4 大类，分别是无创、微创、有创，以及……瞎忽悠。

先说无创。上文提到，双侧颊部皮肤弹性变差，软组织松弛下垂是导致法令纹出现的主要原因之一。那我们想办法恢复皮肤弹性，收紧松弛的筋膜，是不是就能减轻法令纹了呢？当然可以。光电类面部提升项目，常见的如热玛吉、热拉提，效果都很显著。

除此之外，法令纹程度较轻，或仅仅以保养为目的，希望在减轻法令纹的同时还能改善肌肤质量的朋友，我们更推荐的项目是强脉冲光，也就是光子嫩肤。相对于光电提升项目的能量，光子的作用层次更浅，强度也更弱，它主要用于改善颊部软组织轻度下垂和不太明显的法令纹。它有一个绝对的优势是热玛吉、热拉提、超声刀之流都无法媲美的：一次光子嫩肤的价格大概只有热玛吉的 1/10。

接着讲微创办法。这也是祛除法令纹方法中最流行的——局部填充。常用的填充剂就两种：自体脂肪与玻尿酸。如果是自体脂肪面部填充，一般从腹部或大腿抽取脂肪，用注射针将颗粒脂肪均匀地填充在鼻唇沟皮下，或进一步把萃取获得的纳米脂肪填充在皮内浅层。

这种手段有诸多优势。首先，自体脂肪填充不存在排斥反应，而且自体脂肪存活后就可以永久保持效果，还能联合脂肪抽吸手术，顺便帮求美者瘦身，因此成为改善中重度法令纹的首选项目。但是，自体脂肪填充同样存在缺点。第一，这个手术技术门槛比较高，术者的吸脂手法是否细腻，决定了脂肪的存活率，而其解剖学知识的储备亦关系到患者术中或术后是否会出现血肿甚至脂肪栓塞等并发症，注射操作手法的稳定性更是直接决定了填充的美学效果；其次，注射脂肪注定会有一定的吸收比例，求美者通常要在首次术后 3~6 个月再进行一次补充注射，才能达到比较理想的永久填充效果。

与脂肪相比，玻尿酸注射的办法更为高效。对于轻度浅表法令纹，可以选择皮内片状注射小分子玻尿酸的方式，也就是水光针啦。我们可以利用玻尿酸强大的锁水保湿功能，改善皮肤质量，从而减轻皱纹。而针对中重度法令纹，就需要用大分子玻尿酸做皮下填充了。具体部位与手法和脂肪填充一致，而且正品玻尿酸注射和脂肪填充的花销其实也差不离。玻尿酸注射的优势在于快捷，没有吸脂的附加损伤，而且万一出现栓塞等并发症，还可以拿透明质酸酶进行紧急抢救。它的缺点则在于一般只能维持 1~2 年，随着药品的逐步代谢分解，法令纹会重新出现。

最后，我们说说有创法——手术改善法令纹。它的原理主要在于面部软组织的整体提升。利用小切口做埋线提升的方法叫作"线雕"；直接在颞部或耳前做开放切口，分层提拉 SMAS 筋膜的方式叫作"多层除皱"。这两个术式大都是针对面部重度松弛下垂患者的，很少单独用来治疗法令纹，属于"搂草打兔子"。此外，由于这个手术难度高、创伤大、恢复期长、价格昂贵等诸多因素，对于仅追求改善法令纹的求美者，胖天使不做首先推荐。

接下来，让我们本着去粗取精、去伪存真的态度，来探讨一下各种奇葩的法令纹治疗理论。

有的学说号称多吃胶原蛋白就能改善皮肤质量，燕窝、猪蹄、人参……天上飞的、地上跑的、水里游的一律抓来吃。这完全是忽悠。就蛋白质吸收来说，这些东西的营养价值真心不如一碗蒸鸡蛋羹。而且蛋白质也是以短肽或氨基酸形式被人体吸收的，人体不会吃啥长啥。

还有一个说法称长期使用玻尿酸面膜就能让玻尿酸渗入肌肤，达到与水光针类似的效果，从而减轻法令纹。这当然也是伪科学。的确有相关研究表明，面膜中的玻尿酸成分可以透过晒伤后的表皮，但正常皮肤的防御功能是非常健全的，玻尿酸分子绝对不可能突破表皮屏障到达真皮下，因此只用面膜就想达到水光针的效果是不大现实的。

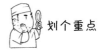 划个重点

根据法令纹深度和两侧颊部软组织下垂的程度，我们将祛除法令纹的方法大致分为四个类别。

法令纹浅，且面部下垂不重者，除了日常防晒，首先推荐做光子嫩肤；如果法令纹浅，且面部下垂比较重的人，可以尝试像热玛吉、热拉提之类的光电治疗；如果法令纹深，但面部下垂比较轻的人，那肯定是首选填充——在患者时间充裕，医生水平足够的情况下，首推自体脂肪填充，其次是玻尿酸注射；如果法令纹深，同时面部下垂也严重的人，可能就需要采用线雕甚至面部除皱手术来综合处理。

瘦脸针、除皱针、瘦肩针、瘦腿针都是它——肉毒毒素

在各种电影和游戏里，尸体（或丧尸）往往是有毒的。这点

不假，腐肉的确有剧毒。而且科学家们通过研究发现，这种可怕的"尸毒"居然还分成 A、B、C1、C2、D、E、F、G 计 8 个亚型，其中毒性最强的当属 A 型。如果将这种 A 型的剧毒毒素微量注射进我们的体内，会发生什么呢？

不仅不会发生"尸变"，还能除皱、瘦脸、瘦肩、治疗狐臭！

这是什么神仙药物？这部分我们就来聊一聊 A 型肉毒毒素。

我们在网上经常看到"除皱针""瘦脸针""瘦肩针""瘦腿针"这样的注射美容项目，事实上它们用的药品是完全相同的，都是 A 型肉毒毒素。将不同剂量的肉毒毒素注射到相应肌肉里面，导致神经肌肉接头被阻断，肌肉废用性萎缩，从而达到治疗目的。

比如咬肌萎缩，脸小了，这就是瘦脸针；面部表情肌萎缩了，动态皱纹减少了，这就是除皱针；肩膀斜方肌萎缩了，肩膀纤细的线条出来了，这就是瘦肩针；小腿也一样，腓肠肌废用性萎缩之后，腿肚子自然就小了，这就是瘦腿针。这些针从生化原理到操作技术，再到药品选择全都一模一样，区别只在于剂量与注射位置。

在国内具有代表性的肉毒毒素品牌有两种，一是保妥适，进口的；二是衡力，国产的。两者在制作工艺和辅助用药上有一定差别。前者更加适合于一些精细化的注射，而后者在大剂量注射中比较经济适用。当然，这些说法都不绝对，比如求美者一年中已经连续打了 3 次咬肌，注射的都是保妥适，那么考虑到药物积累量和一些抗性因素，医生可能建议您在第 4 次注射时候改打衡力。

有的朋友就问了，网上有个说法，叫"瘦脸打三针保一辈子"，这个说法对吗？

肉毒毒素的药理特点就决定了它的效果只能维持一段时间。一般来说，咬肌废用性萎缩从注射后一周开始，大约持续3~6个月，之后效果就会慢慢消失了。具体有效时间与肌肉的锻炼强度相关。如果好不容易把咬肌打萎缩，但您自强不息，天天嚼牛肉干、啃甘蔗，那用不了三个月，就又把咬肌锻炼得棒棒的了。小腿也一样，如果您每天健走2万步，用不了半年，小腿可能就被锻炼得比注射之前还要强壮。

从这一点出发，我们还能引申出另外两个结论。首先，注射肉毒毒素会让人感到疲软乏力，特别是咬肌和小腿的无力感格外明显。仔细想想，人家好歹也是个剧毒毒素，一点儿副作用都没有，不要面子吗？所以，胖天使建议大家在注射后的一段时间内尽量避免剧烈运动，不仅是为了维持药效，更是为了避免由肌肉乏力导致的一些安全问题。

其次，对某些特定人群，肉毒毒素要慎用，甚至禁用，比如孕妇、哺乳期女性、运动员、儿童或者65岁以上老人等。对重症肌无力、兰伯特－伊顿肌无力综合征（Lambert-Eaton Syndrome）或重症上睑下垂患者来说，肉毒毒素也是严格禁止使用的。

我们着重说说上睑下垂。这个病其实挺常见，说通俗点儿就是眼皮没劲，睁不开。为了睁大眼睛，我们要怎么办呢？就得使劲抬眉毛、抬额头来帮助睁眼。长此以往，额头上就会长出很深的额纹，俗称抬头纹。这个时候，如果有人建议您去打肉毒毒素，消除抬头纹的话，要非常小心。

注射了肉毒毒素，额纹确实没有了，但眼睛也睁不开了呀！此外，这种睁不开眼，除了做手术纠正外，几乎没有任何办法能够快速改善。

　　如何判断自己是否存在上睑下垂呢？胖天使教大家一个比较简单的判别方法。首先，大家闭上眼睛，双手用力地摁住眉毛，然后尝试仅用眼皮的力量睁眼，如果此时眼睛能睁大到下图中那么大，那基本可以确定不存在上睑下垂问题，可以比较放心地打肉毒毒素，祛除抬头纹。

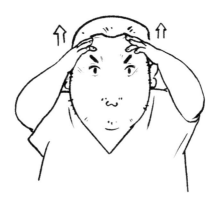

　　除了让肌肉萎缩之外，肉毒毒素在医疗美容界还有一个重要作用：治疗多汗症。每当夏天来临时，有些朋友的手心、脚心、腋窝容易出汗，非常影响日常交际。有关多汗症的治疗，胖天使会在下文中详细介绍。

　　当然，由于肉毒毒素的作用时间及效果有一定的个体差异，因此胖天使建议首次应用肉毒治疗的患者酌情减小用量。毕竟还是那句话，所有美丽都应建立在安全、健康的基础上。找规范的机构，走合法的程序，用正确的药物。这或许不会是最高效的，但一定能够避免出现各种悲惨结果。

朋友们喜闻乐见的问答环节

Q: 下颌关节紊乱能打瘦脸针吗？

A: 可以。这是一个新兴项目。颞下颌关节紊乱，有的叫关节绞索，就是关节卡住了，张不开嘴。有些人的病因是神经肌肉痉挛，打肉毒毒素可以减轻症状。但是，有些颞下颌关节紊乱不是这个原因。之前门诊来过一个患者，是双侧颞下颌骨关节炎，这是骨关节炎，没有神经肌肉紊乱。我当时跟他说，如果是神经肌肉紊乱导致的肌肉僵直，这种情况下打肉毒效果特别好，嘴就能张开了，但您不是，您是关节炎。整个关节盘在绞索，没有润滑，打不开了。这种情况，打什么都没用，只能去做正颌手术。

Q: 打肉毒毒素会产生耐药性吗？

A: 不会，因为它是一个能被完全代谢的药。每半年打一次，打 30 年都没事。

进阶抗衰

这部分，我们从一个稍微有点儿沉重的话题说起：死亡。毋庸置疑，每个人最后都会死，或早或晚。现代医学发展到今天已经 200 多年，医生和患者一起向死亡发起过一次又一次的挑战，但最后没有一个人赢过。宇宙中熵值单调递增，时间的流逝不可逆转，但人类奋起抵抗衰老和死亡的脚步从来都不曾停止。

抗衰是医美研究的永久课题。从化妆品的发明到护肤品的普及，在很长一段时间内，我们把年轻化这个词聚焦于皮肤层次上。但久而久之，我们发现这是远远不够的，人体的衰老其实表现在由内而外的各个层次上。

单从面部来说，下颌骨退缩、SMAS 筋膜松弛、皮下脂肪流失、胶原蛋白减少、皮肤韧性变差，都是造成外观衰老的重要原因。而它们所共同导致的衰老用一个字来概括，就是：垂。下睑袋突出、鼻唇沟加深、木偶纹产生，都是组织松弛下垂的表象。因此，我们所追求的外观年轻化的重要课题之一就是如何把垂下去的脸再重新"拉"起来，专业术语叫作"面部提升"。这个"拉"就有学问了，拉什么？如何拉？既要安全地拉，无痛地拉，拉完了之后还要样子好看。于是，围绕着面部提升，形形色色的医美项目就开展起来了。

热玛吉、热拉提、超声刀

我们常常把面部提升分为无创、微创、有创这三大类。所谓的"无创"，其实并不是对机体不造成任何损伤，只是指不通过在皮肤上切口子的方式就能达到提升面部的目的。有哪些比较热门的项目呢？有三个估计大家都听说过：分别是热玛吉（Thermage）、热拉提（Thermolift）和超声刀（High Intensity Focused Ultrasound）。

先说热玛吉。热玛吉的技术核心叫单极射频。简单点儿说，就是拿电磁波产生的热能去烧您。主要烧些什么地方？真皮层和浅表皮下组织。烧一烧组织，它就会有明显的收缩，这和烤肉是一个原理。不仅如此，组织一边收缩还能一边刺激您的胶原蛋白增生，从而达到面部提升、紧致的效果。

热玛吉的好处是效果立竿见影。因为它的作用位点离皮肤很近，所以刚做完就能够感受到皮肤明显收紧，而且效果维持的周期还比较长，因此一般一年做一次就足够。

当然，也正是因为离皮肤近，加上感觉末梢神经非常敏感，所以做热玛吉有一个突出的缺点，就是疼。热玛吉技术一直在升级，主要目标之一就是希望在减轻疼痛方面能有所突破。此外，由于它的作用深度非常浅，皮肤很容易出现水疱。这时需要冰敷，但会出现另一个问题：有些学者指出，冰敷有可能会抑制胶原蛋白的产生，所以通常不推荐在热玛吉治疗后冰敷，这样就会造成一个有点儿尴尬而矛盾的局面。

再讲讲热拉提。它的核心技术其实还是射频，即聚焦射频。它的作用位点比热玛吉要深一些，可以从我们的真皮层一直到表情肌所在的 SMAS 筋膜层。而且它的治疗过程也相对比较温和，属于自深向浅，全层范围加热。我们如果把热玛吉比作烤肉，那么热拉提更像是红烧肉，"雨露均沾"，更"入味"。

从原理上讲，热拉提能做到面部全层次提升，而且由于其作用位点深，所以并不疼。如果我们把热玛吉算作微痛，那热拉提可以直接说成是无痛。

不过，热拉提同样存在缺点。正因为它范围大、层次深，因此效果、维持时间肯定不如热玛吉，求美者每年要做上 3 次左右。而且，同样由于范围和深度问题，作用位点比较离散，不像热玛吉那么精确，因此，像眼周这样要求治疗精度非常高的区域不建议使用热拉提，只能使用热玛吉。

再说超声刀。它的核心技术叫聚焦超声（这次终于不是射频了）。但是，超声刀治疗原理其实跟前面两项相比还是换汤不换药。热玛吉和热拉提，一个烤肉、一个红烧肉，超声刀力量更大，直接把肉下油锅炸，变成锅包肉：刺激收缩、蛋白变性、胶原增生，齐活了。虽然还是那一套，但超声刀的作用范围更广，从皮下一直到 SMAS 筋膜层都可能受到影响。同时，超声刀能量非常高，造成的痛感比较明显，且有一定局部灼伤或面神经损伤风险。正是由于以上诸多危险因素，超声刀在我国目前还没有被审批通过。因此，我们在公立医院是看不到超声刀这个治疗项目的。最后说一句，胖天使自己是公立医院医生，对国家药监部门未通过的东西，个人不做推荐。

 朋友们喜闻乐见的问答环节

Q：敏感皮肤能做热玛吉吗？这类项目做多了会对皮肤造成不可逆的损伤吗？

A：热玛吉的相对禁忌主要就体现在其作用位点近皮，容易出现灼伤、水泡、继发性感染等问题。但普通求美者在控制好治疗间隔和激发能量的情况下，不"贪功冒进"追求一次性显著效果，即便进行多次热玛吉治疗，一般也不会对皮肤造成永久损伤。当然要注意，治疗是有边界效应的，也就是随着年龄增长和皮肤松垂的加重，热玛吉不可能真正永久阻挡老化的步伐。

Q：家用射频美容仪有没有实际效果？

A: 咱们还是拿烤肉来打比方吧。热玛吉、热拉提这些医用射频能量很大，所以能有效把肉烤熟，起到提升的效果。但为了保证安全性，家用机的能量是很低的。打个比方，如果您用吹风机烤肉，日积月累说不定也有烤好的那一天……

线雕（埋线提升）

说完无创，再来谈谈面部微创提升。我们可以通过在发际线附近做很小的皮肤切口，把一根根的牵拉线沿着我们想要提升的方向埋进面部皮下脂肪层里，依次拉紧这些线，就能把下垂的面部软组织提升到理想高度。这种埋线提升的广告术语叫作"线雕"。

线雕手术最常用于提升中下面部，也就是改善面颊、口角、下颌这些地方的软组织下垂，还能够减轻法令纹。当然，还有一些位置比较特殊的埋线，比如鼻部线雕，可以通过在一定范围内进行埋线，达到延长鼻小柱、塑形鼻尖的效果。

关于线雕，胖天使需要提醒大家一点，不要小看这个手术的风险。虽然比起传统开放性手术，线雕是微创，但是因为我们的眼睛看不到术野，所以它所造成的深部皮肤损伤是个未知数。医生要凭着自己的解剖知识、手术经验和手感来进行操作。埋线深度是否均匀、牵拉力是否对称，对医生手术技巧的考验甚至在很多大手术之上。

对求美者来说，线雕手术前后也有些需要注意的问题。比如术前要明确是否存在手术禁忌证，如皮肤感染、有出血倾向，求美者如果有这些情况都是不允许做线雕的。感染可能被埋线直接带到皮下，而在皮肤深部的出血很难被止住。术后则主要注意适当冰敷止血，术后一周内尽量避免做特别夸张的表情，也不要使劲搓脸，短期内不建议使用化妆品等。

拉皮（面部除皱手术）

最后，我们说一说有创的面部提升方法。这主要指的是面部除皱手术：从颞部向下，通过发际线前方、耳垂下方和耳垂后方的开放切口切开皮肤，充分游离表情肌所在的 SMAS 筋膜层，然后把 SMAS 层和皮下层分别向后上方均匀提拉，俗称"拉皮"。只做中下面部提升的叫"小拉皮"，同时做颞部提升的叫"大拉皮"。该手术的范围和创伤相对比较大，需全身麻醉。

但有一说一，在技术水平相同的情况下，开放除皱手术的效果绝对比任何无创和微创方法明显得多，且更为持久可靠。对面部松垂非常明显、需要很大提升量的朋友来说，拉皮手术仍然是面部年轻化的最优选择。

第三章

我爱我的身体

有关毛的那些事

脱毛

这部分由胖天使带大家走进脱毛的神奇世界。

脱毛一般脱哪儿呢？最常见的就是腋毛、腿毛，其次是唇毛、手臂毛，再其次是脱比基尼线、后背、手脚；再小众一点儿，有要求脱胡子、脱胸毛、脱阴毛的；最极端的甚至有要求脱头发的——就是那些重度脱发、心想着"与其被骂地中海，不如直接做法海"的人。

一句话，但凡身上长毛的地方，只要您想脱，就能脱。

接下来，我们看看有哪些具体的方法。送给大家一个顺口溜：

脱毛就五招，刮揪撕擦烧！什么意思呢？一、小刀刮，二、镊子揪，三、蜜蜡撕，四、药膏擦，五、光电烧。咱们一个一个讲。

第一招是小刀刮。就是拿备皮用的小刮刀或剃须刀，直接把毛刮掉，无论是唇毛、腋毛、腿毛，都能搞定。优点非常突出——快、方便、便宜。缺点更明显，就是它压根不算脱毛！

完整的体毛单位从皮下毛囊、毛根一路延伸出皮肤，而刮刀只能去掉体表的毛干，对于毛囊没有任何影响，只需两三天，唇毛、腋毛、腿毛就会像胡子一样长出新茬。

不仅如此，如果使用刮刀不熟练，或者皮肤比较干燥、缺乏弹性的话，刮毛经常会把皮肤刺得鲜血淋漓，甚至让皮肤感染、留疤。再补充一点，刮毛频率太高，有可能刺激毛囊，加速毛发生长，导致不仅没有脱成毛，反而让新长出来的毛发又黑又粗。所以，一言以蔽之，除非是特别怕疼的大懒蛋，否则不建议通过刮毛方式来脱毛。

第二招是镊子揪，俗称"薅毛"。这种方式主要适用于一些已经通过其他方式把毛囊密度降到比较低，毛发坚韧程度很差的地方。像胖天使这种猕猴桃一样的脸就不要尝试了（我这个胡子的营养好到拔一根毛恨不得能带着里边半个腮腺一起出来）。

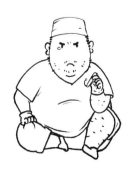

薅毛一般选平头镊子，夹住一根毛发，别多夹，慢慢往出揪，尽量把毛根一起拔出来。优点同样也是简单、快捷。最大的缺点是什么？疼啊！按照胖天使自己的理解，薅毛这行为搁古代莫不是个刑罚？揪一揪腿毛、腋毛还能理解，拿镊子揪唇毛的朋友，您是认真的吗？且不说在危险三角区里折腾有发生海绵窦感染的风险，这一下一下地揪，不得给您疼晕过去？

第三招终于是靠谱点儿的办法了——蜜蜡脱毛。

其实说白了还是薅，但跟刚才不一样，这次咱们是科学的、系统的大面积薅毛，一般来说适用于毛发轻度增生的四肢表面。蜜蜡脱毛的优点还是特别便宜，而且比一根根薅毛要快得多。它的缺点则是这个项目对脱毛技巧的要求很高，对新手不太友好，操作经常失败之余还特别疼。随着脱毛者操作越练越熟，动作越来越快，成功率就越高，感觉还越舒适。

具体方法跟在骨科打石膏有点儿像。需要准备的是脱毛用的专业蜜蜡。这东西其实很便宜，十几块钱一罐，此外还需要一个小刮板或汤勺，最好再准备点儿脱毛纸或纱布。首先按照说明书，把蜜蜡搁在微波炉里加热，等化开之后，拿手感受一下温度，别烫着皮肤。然后，涂蜜蜡。拿刮板顺着毛的方向，薄薄地涂一层，速度要快，涂完之后还得保证蜜蜡是黏的，把脱毛纸或纱布均匀地压在蜜蜡外层，完成塑封。等蜜蜡干了之后，深吸一口气，憋住，绷紧胳膊或腿，逆着毛发生长的方向，一鼓作气"呲"地撕下来！等火辣辣的感觉过去后，一片清爽怡人。

遗憾的是，蜜蜡脱毛虽然比上面两种方法维持效果的时间长很多（大概1~2周），但仍然是治标不治本的方法。

接下来我们说第四招——药膏擦，就是所谓的用脱毛膏了。这是脱毛技术中最温和无痛的一种。市场上常见的脱毛膏种类很多，但其核心作用物一般都是巯基乙酸盐。原理是脱毛膏渗入毛孔后，阻断毛根部位的生长酶，让毛囊单位在一段时间内罢工，自然而然就没有新的毛发产生了。

它的优点在于操作简单、完全无痛，缺点则是效率比较低。一般来说，从开始进行脱毛膏的洗脱，到脱毛区域新生的毛发明显减少（就是少到可以启动薅毛程序的那种）大概需要2个月的时间。所以，药物脱毛要趁早，如果夏天想穿得清凉，每年3月份就得开始脱。

最后聊到我们的终极武器——光电脱毛。虽然大家经常说激光脱毛，但其实日常我们用得最多的是光子脱毛，专门去医院、诊所做的那个才是真正的激光脱毛。但无论是光子还是激光，其实原理都是热能作用于毛囊，直接杀死毛囊生发中心，导致毛发再也长不出来。因此，光电也是目前唯一能够永久脱毛的手段。

为啥热量会"智慧"地往毛囊聚集呢？这是因为医生在光电治疗前会调整设备参数，让它放出来的光波能量在黑色区域有最大的吸收峰，这样黑的地方就选择性地吸收到热量了。

从原理出发，还能引申出两个推论。第一，您的皮肤越白，皮肤和毛色的差异越大，光电脱毛效果越好，因为光电是通过对比度进行能量选择的；第二，脱毛前记得要刮干净已有毛发，不然能量全被同样是黑色的毛给吸收了，岂不可惜？这也是为啥不刮毛去打激光能闻见毛发烧糊的气味。

光电脱毛的疗程差不多是2个月左右，大概是1个月1次，总共2次左右。有同学表示很郁闷，说激光脱毛做了好几年，至少做过七八次了，还是会有很稀疏的毛发长出来，这是为什么呀？

这里的"水"就比较深了，我给大家解释一下。

激光治疗，不仅是脱毛，也包括祛痘印、祛斑等，除了选取最佳的照射波长之外，还涉及另一个非常重要的概念，叫作"安全治疗窗"。医生究竟给您打多少能量合适？太小了完全没效果，肯定不行；太大了，皮肤灼烧了，起泡甚至留疤，就像是把肉直接扔进微波炉里弄熟了，那肯定更不行。

因此，每个人都存在一个安全治疗的能量范围，既有效，又不至于损伤皮肤。但范围有多宽，具体是什么数字，由于大家的皮肤和毛发质量不一样，因此每个人不尽相同，这时就得看医生的水平了。

通常来说，第一次激光脱毛，医生会根据自己的经验给求美者进行治疗，但往往会保守一点儿，没听说过哪个名医上来就傻大胆地把能量调到最大的。1个月之后开展第二次治疗，医生会根据第一次治疗后求美者皮肤泛红、起泡和毛发生长情况的反馈来调整第二次治疗的参数。第三次再以此类推。这种情况下，对我们正常人来说，通常三次治疗，即持续2个月的整个疗程，就能达到比较满意的永久性脱毛效果。

但凡事总有例外。

首先，可能某些朋友的安全治疗窗特别窄，能量刚刚调大到能够满足杀死少量毛囊的要求，皮肤就受不了，开始发红起水泡了。这其实挺常见的，甚至非敏感肌的同学都有可能遇到该问题。没办法，那就唯有延长流程，多做几次。

其次是求美者没问题，有问题的是医生。医生不懂、不会、不靠谱，又或是他什么都懂，但就是故意把能量调低，让求美多来几次。这样，每次都有点儿效果，求美者铁定不能投诉。但就是不去根，让求美成为一个细水长流的客源。这恐怕就是另一个故事了。

最后，我们再说说家用脱毛仪。

好多朋友问我，家用的脱毛仪有没有用？肯定是有用的。当然也看牌子，市场上卖的那些比较大牌、两三千块的高档货还是久经考验的。

要注意，家用机用起来有两个问题。第一，和在医院不一样，有些家用机是没有冰点模式，即没有制冷模式的，用起来比较疼，如果能量大了还容易起泡；第二，还是上文提到的治疗窗的问题。大多数朋友不是专业的，很难评价每一次治疗效果究竟怎么样，可能您治疗完后只能给出一个"有效"或"无效"的结论。那么，下次治疗要不要调整能量档位呢？如果需要调的话，调到多大能量合适呢？

当然，家用机的优势是便宜、方便，用一次就赚一次，特别是大学，恨不得同寝室的同学拼单买一个高档货就完事了。如果再狠心一点儿，毕业之后甚至还可以打折卖给学弟学妹，何乐而不为？

再次声明，腿毛、腋毛、胸毛、私毛，这些毛发基本上都不能用作植发，别想着"南水北调"的好事。这些毛的毛囊比头发的差远了，移植存活率非常低不说，还长不长，脱落概率很大。

朋友们喜闻乐见的问答环节

Q：请问女生有胡子怎么解决？不复发的那种。

A：此处的胡子就是唇毛了，祛除唇毛最常用且有效的方式就是无痛冰点激光脱毛。一般通过2~3次治疗，就可以让毛囊不再产生新的毛发，达到永久性的根治效果。

Q：皮肤上有些特殊情况，比如痤疮、雀斑、痣、瘢痕……如果有这些皮肤问题，使用脱毛仪的时候需要避开或遮挡这些部位吗？

A：没必要，因为能量太低了，脱毛仪顶多能影响到毛囊。

Q：光敏皮肤可以用脱毛仪吗？需要注意什么？

A：什么叫光敏皮肤，这又是一个问题了，很多人总给自己加各种各样的神奇诊断。什么是光敏皮肤？有白化病、狼疮的患者是真正的光敏皮肤，这种真正的光过敏患者是不允许用脱毛仪的。

"秃"如其来的烦恼

随着社会竞争日益激烈，"内卷"不断低龄化，青年人也开始抱怨，说最近头发掉得是咔咔快。某些工作领域内（以医生为代表），发量与职称的负相关是肉眼可见的。小可爱们纷纷求助，头发越掉越快，每天一薅一大把，急求办法治疗脱发。

这部分就来聊聊脱发的原因与防治。

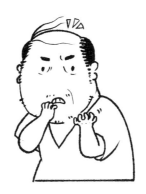

什么是脱发呢？它和单纯掉头发是不一样的。

正常人大约有 10 万根头发，每天都会有 50~100 根自然掉下来，当然也会新生等量的毛发来维持平衡。因此，脱发现象的本质是盈亏问题，要么就是头发掉多了，要么就是新生出来的少了，总之如果"收入"赶不上"支出"，那最后的结果必然就是"一头赤贫"。

谁该为此负责呢？这就要说到产生毛发的器官——毛囊了。

人体每一个毛囊都有自然的生发周期，其中生长期可维持 2~6 年。在此期间，头发基本上平均每天长 0.3 mm（当然，理发或自己揪断的不算）。接下来是 2~3 周的退化期，头发生长速度开始变慢；最后进入 2~3 个月的休止期，头发逐渐脱落，然后进入下一次的生发周期循环。

所以，为什么会脱发咧？就是这个循环出现故障了呗。

毛发生长期太短，迅速进入退化期，然后脱落。这种情况还算好的，更郁闷的是，长此以往下去，毛囊就会觉得，啊，反正努力了也没用。于是它们就开始消极怠工，逐渐退化萎缩，再也不会更新了。要知道毛囊是不可再生器官，没了就永远没了，因此防治脱发一定要趁早。

再说脱发的类型。日常生活中最常见的是"雄激素性脱发"，也被称为"遗传性脱发"或"脂溢性脱发"。

对，这仨货是一回事哦，大家记住了。

它的出现有两个必要条件。其一是所谓的遗传脱发基因，也就是您脑袋上的毛囊天生就比别人家娇气，受到点儿影响立马就"蹬腿歇菜"；其二是雄激素分泌旺盛，代谢不掉的雄激素在头顶聚集，于毛囊内转化成一个叫作"二氢睾酮"的"大杀器"。这东西贼不要脸，它专门诱导毛囊萎缩。

一般来说，男生的脱发主要起自两侧颞部发际线，脱发会逐渐导致发际线后移，形成"M"形，此后头顶正中间亦开始出现脱发，慢慢就形成了我们熟悉的"地中海结构"。女生脱发则更加简单粗暴一些，直接从正中间开始往两边脱。某些小姑娘一直不知道自己脱发，心血来潮，突然梳一个"死亡中分"公主头，我了个天，那中间白晃晃的一道亮线跟奥特曼的脑门儿似的，照个镜子恨不得就口吐白沫。

除此之外，还有一种比较常见的脱发类型，我们称之为"暂时性脱发"。啥意思呢？就是因为劳累、内分泌紊乱、营养不良等一系列因素，导致毛囊觉得自己实在混得太惨了，宣布暂时罢工，不干活了！于是暂时性的脱发就出现了。

它的表现通常是斑秃，俗称"鬼剃头"，就是某块地方头发变少，其他地方还正常。比较严重的时候，也有可能出现整个头部均匀性脱发。这种情况下，由于毛囊只是处于休眠状态，并没有坏死或萎缩，因此只要治疗方法得当，这种脱发通常都是可逆的。

最后一种是所谓的"病理性脱发"，如全身感染、中毒，还有一些累及皮肤的全身性疾病（如局限性硬皮病），以及化疗等都有可能导致脱发，而且通常都是大面积的快速脱发。这时，如果不解决原发病，脱发是不会停止的，而且这种系统性疾病通常会导致部分甚至是全部毛囊永久性萎缩。

我们究竟如何治疗脱发呢？谨记四个字：对症下药。

针对脱发，目前只有两款药物是真正通过了药监局审批的。

第一款名叫米诺地尔，是外用药，主要作用是刺激毛囊快速进入新的生发周期，被用于早中期雄激素性脱发。这个药市面销售的喷剂居多，叫米诺地尔酊，建议患者每天早晚洗脸后各喷一次，哪儿缺头发喷哪儿。记得撩开头发喷头皮，喷头发上是没用的。一般来说，每次喷 1 mL 就足够，大概也就是 5~7 喷的量。喷完后，记得用手慢慢揉，让药从毛孔尽量渗进毛囊。

一个月后，您可能会发现涂药的地方头发不仅没长，还全掉光了。真没骗您，米诺地尔诱导毛囊进入新的生发周期前，通常要先脱掉前一个周期生长的毛发。因此，我们的口号是：要长毛，先秃瓢！强烈推荐用药前先准备好假发，撑过这段没有头发的尴尬期。

第二款叫作"非那雄胺"，是针对雄激素性脱发的口服药，它的作用是抑制二氢睾酮，就是我们上文提到那个"大杀器"的合成，只限男性患者服用，顺便还能治疗前列腺增生。一般来说，它和米诺地尔联合用药，3 个月一个疗程，能明显改善雄激素性脱发，对成年男性患者的有效率高达 70%~80%。

再说暂时性脱发的治疗。暂时性脱发一般都会有明确的诱因，比如最近实在特别劳累、作息颠倒、烟酒成性、油腻饮食、纵欲过度，导致整个神经内分泌系统失调。顺便说一句，纵欲过度本身也会导致雄激素水平升高，产生雄激素性脱发，而且男女都一样哦。

因此，改善生活习惯，规律饮食、规律作息是治疗斑秃的基础。除此之外，有时候头皮的局部感染也会导致斑秃。古时候有用生姜擦头皮治疗脱发的办法，其实针对的就是此类问题。但现在21世纪都过去五分之一了，您就别再擦生姜了，好好去正经皮肤科门诊看看，开点儿抗生素洗液或软膏，瞬间就能解决您的问题。

还有一些人是由于缺乏营养，主要是缺乏B族维生素和氨基酸导致的脱发。这需要患者适当调整饮食结构：粗粮、新鲜的蔬果、肉类、鱼虾其实都是很好的选择。如果您就要吃什么秘制生发食谱，用"秘方养发液"（目前药监局肯定没有对这类产品进行认证），您愿意吃着玩，用着爽是您的自由。

至于病理性脱发，一般只是全身性疾病在头皮的局部表现。治疗肯定还是要以治疗原发病为主。在原发病得到控制，感染、中毒情况解除之后，处于休眠期的毛囊自然会进入新的生发周期。

还有一些学者指出，咱们医美界有个"神器"叫微针，我用微针把药直接滚到毛囊里，是不是特别管用？

别说，还真有这么干的，而且往里面打的药也是千奇百怪，除了我们之前讲过的米诺地尔，还可以直接打维生素甚至动能素。仔细想想，维生素加氨基酸嘛，营养肯定好啊。甚至还可以打肉毒毒素。您看脂溢性脱发，头皮油脂那么多，代谢那么旺盛，我打点儿肉毒阻断毛囊代谢，这不就保住现有的头发了吗？掉的少了，新长出来的不变，慢慢头发不就多了吗？

当然，这些办法目前还都仅限于临床研究阶段，只是拿出来说说。要是有哪个机构真这么干，记得签好了"生死合同"再去当小白鼠。

最后说一句，以上所有的脱发防治手段是否有效，归结于一条，就是毛囊这个不可再生器官是不是还活着，我们只能去想办法救那些还没死透的毛囊。但如果您治了一圈发现，脱发区的面积完全没有缩小，那就遗憾地说明，那些毛囊已经再也回不来了。

如果您还想再现浓密的秀发，恐怕只有毛发移植，也就是植发手术这一条路了，这个胖天使下文讲。

 朋友们喜闻乐见的问答环节

Q：产后脱发严重怎么办？

A：和产前脱发一样，治脱发，可以考虑用米诺地尔酊。如果考虑其他问题，比如营养性脱发，那就补点儿营养。另外，产后脱发不是激素导致的。孕激素不会导致脱发，不仅不会脱发，还会生发。因为您想想，脱发的主要突发原因是什么？是雄激素过剩。但在孕产期是雌激素、孕激素过剩。产后脱发大多是累的。怎么办？休息。

植发

植发其实是一个很古老的技术，80 年前老外就开始做了，但是传到国内是 20 年前的事儿。近年来，由于我国脱发人群越来越多，毛发移植的需求量也与日俱增。

按理说，植发理所当然应该成为医美界的超级爆款，但事实并非如此。植发这项技术本身不太受公立医院医生待见，因为它存在三个问题。

第一，技术门槛特别低，专门搞植发的医生去申个课题、发个文章都比较难，在大医院中缺乏竞争力；第二，重复劳动很无聊的，植发作为一个纯美学项目，它在任何方面都不涉及救死扶伤或情怀，但一台手术就要 8~12 个小时，而且完全就是几千次重复动作的堆叠，特别没意思；第三，性价比低，公立大医院不同于可以自定义收费的民营机构，植发的手术费不可能动辄数万元一台，高强度工作下的收入可能也难以令人满意。

基于以上原因，代表了国内医疗美容权威和风向标的各大三甲医院对毛发移植的态度相当冷淡，从事相关行业的医生、专业研究者远远少于其他医美项目。

网上搜关键词"植发"，会发现铺天盖地都是广告。常说的国内植发"四巨头"包揽了国内植发业务的九成，它们全是民营的。那求美者就该问了，为什么民营机构就能把植发项目搞得风生水起呢？我们慢慢揭晓。

先来说说植发技术的核心，就是一句话：拆东墙，补西墙。之前讲过，最常见的雄激素性脱发（脂溢性脱发）主要的脱发区域在哪呢？额顶部，这个地方自然就是"西墙"。"东墙"一般来说位于枕部（后脑勺）。把后脑勺的头发给移植到额顶部去，这，就叫植发。

植发有两条常规路径：第一条，直接在后脑勺横着切一条皮下来，把切口缝上，把这条皮上毛囊一个个分出来，然后在额顶部用刀密密地打上一堆孔，像插秧一样把毛囊插进去。这个技术叫毛囊单位头皮条切取技术（Follicular Unit Transplantation，简称 FUT）。这条路径的好处是手术相对简单，而且能获得比较多的毛囊，坏处则是枕部会留一条疤。

第二条，直接在后脑勺就地拔萝卜，用毛囊采集器，甚至用机器人直接"嗒嗒嗒"取毛囊，然后如法炮制，把这些毛囊栽在额顶部。这个技术叫毛囊单位提取技术（Follicular Unit Extraction，简称 FUE），它的好处当然就是疤留得小，坏处是获得的毛囊可能会少一些，总不能直接把后脑勺薅秃噜皮吧，每处揩点儿油，差不多得了。同时，毛囊采集器在挖毛囊的时候本身就有一定概率会破坏毛囊，因此 FUE 的采集效率可能会稍微低一点。

当然，只了解核心技术肯定是不够的，我们还得知道一些无良医美机构可能会在什么地方忽悠您。

我接下来讲讲毛发移植的全过程。通常是先去医院门诊就诊、约手术、查血、心肺评估，这些流程各大医院都差不多，医生会在手术前给您标定出一个预定植发区域，具体办法是按照"三庭等距"原则拿尺子量，画条线，标记出理想的发际线位置，并且根据您的要求来设计出这个发际线的形状，比如求美者是想要平的，还是想有个美人尖。

接下来，医美机构会给您做一个"万恶"的测定，叫作"毛发质量测定"。它会显示出在某个区域中您有多少根头发，以及每根有多粗。正常人的头皮平均每平方厘米大约有 60~100 个毛囊。毛囊也叫植发单位，每个毛囊上长 1~3 根头发，那平均算一下，每平方厘米大约长 150 根头发，每根头发差不多 75~95 μm 粗。那么多少根头发能完整覆盖头皮呢？一般来说，我们至少需要 50 根左右正常粗度的头发（而且还不能太短），才能保证头皮不太露出来。

因此，毛发移植一般要求脱发区在移植后每平方厘米至少能够达到 30 个植发单位，也就是预计能够长出 60 根头发。但我们通常会把植发密度定在每平方厘米 40~60 个单位，这样容错率高一些，能够培育出更浓密的头发。此外，医生勾勒的植发区域也会比完全秃顶的面积大很多，这是因为有些地方即便还有点头发，但也贫瘠到需要植发的程度了。如果经过机器测定后，没有到达每平方厘米 30 个单位，那这种区域就叫"亚脱发区域"，这些地方也得补头发，差多少补多少。

林林总总下来，一般来说，如果完全秃顶区大约 40 cm²，那么总植发区域可能会扩大到 50~60 cm²，需要的总毛囊数在 2 000~3 000 个，最多不超过 4 000 个，算是比较合理的范围。

最后算手术费，一分钱一分货，总共植多少根头发就多少钱。当然，亚脱发区域不需要植那么密的头发，收费肯定和完全脱发区不一样。上文讲到，植发的方式就两种，去皮的叫 FUT，麻醉要求高，点状取毛囊的叫 FUE，麻醉要求相对较低。公立医院的麻醉条件相对较好，可以在全麻下做到手术过程完全无痛，而民营机构则很难做到。因此，基本上在广告中宣传的项目都属于麻醉要求相对比较低的 FUE。

然而，看到项目收费表的一瞬间，我们可能就傻眼了。第一行赫然写着：传统 FUE，每单位价格 8~15 元之间不等。但在它下方还会有各种各样"神奇"的植发项目：有号称可以将取皮区无痕化的 SHT、BHT、PRE 植发；有号称能够减小移植区切口大小的宝石刀、点阵、微针植发；还有宣称压根不影响客户正常生活的不剃发植发，移植之后美观度最好、最自然的 3D 植发、艺术植发；甚至还有能增强毛发生长和存活能力的营养植发、PRP 植发、动能素植发……价格也升到每个单位 20 元、30 元、50 元，甚至 100 元、150 元。

用这个价格乘以刚才的 2 000~3 000 个植发单位，得到的就是植发的总手术费用了。

很多植发机构甚至会为一些高价值植发项目的风险买单。什么意思呢？就是人家还说了，传统的 FUE 只保障 80%~85% 的存活率，但是如果您选择 50 元钱每单位的最新科技植发项目，那我们能保证 95% 的植发存活率。而且手术之后，免费随诊，免费换药，免费再次做毛发质量测定，保证头发存活了 95%；如果活不到 95%，那我们就免费再做一次手术，一直到活到 95% 以上为止。童叟无欺，签字画押，今天下单立打 95 折，术后还送"生发神液"米诺地尔哦。

作为客户，您会怎么想呢？哎呀，我总共就剩这么两根毛，每一根都弥足珍贵，怎么可能还接受 20% 的浪费率呢！买贵的，保证 95% 的存活率吧！你看人家院方还承诺保险呢。

于是——您就"上道"了。

这个合同看似是让院方担了风险，其实它有两个问题。其一就是我们之前提到的，所有升级版植发方式的本质仍然是 FUE。因此，只要核心技术不变，植发存活率其实只和您的头皮质量与医生的操作手法相关，不会出现明显差别。其二，所谓保证 95% 存活率，医生直接给您多取 20% 枕后毛囊，取成 120%，不就完事了吗？

此外，上文提到的这台"神奇"的毛发检测仪只能测定有限视野内的毛发总数。部分机构在这里也会玩点儿小"猫腻"。比如对于想植发际线的同学，在实际操作时，机构可以在您发际线附近 1 cm 内种上多多的、合同量 120% 的毛发，然后在发际线后方只种实际合同量的 80%。反正毛囊只要每平方厘米 30 个就能全覆盖，那按照每平方厘米 50 个单位跟客户谈收费，前面植60 个，后面植 40 个，等到术后返院随诊时，就专找发际线边上植 60 个的地方测定。一看，哎呀真好，活了 48 个呢。看，我们谈的 50 个，有 96% 的存活率，是不是达标了？

而所谓的新科技植发真能经得住推敲吗？

毛囊是有生理大小的，一般来说长两根毛发的毛囊，要求植发口的大小达到 0.6 mm；三根毛发的毛囊要求达到 0.8 mm。现在有个新技术叫微针植发，声称损伤小不出血，只打 0.4 mm的孔。它是不出血了，那我植进去的毛囊怎么办啊，还没长头发先被小孔勒死了，小切口的意义又何在呢？

再说 3D 植发。什么叫 3D 植发？就是号称每根头发的种植方向都很"艺术"，完全按照自然头发生长方向。就这样，收费就可以从每个毛囊 10 元升级到每个毛囊 30 元。但毛囊要按照自然方向移植，这本来就是植发手术的基本要求。就算求美者不买这个，咱们也不能把每根头发都竖着插啊。真当是插秧呢？

最后再说说营养植发。啥叫营养植发？还是那一堆东西，中胚层治疗——PRP、维生素、氨基酸、动能素……它们对头发到底有没有用，尚处在研究阶段，缺乏文献支持，而且大多压根就不合法，收费居然还能收到每个毛囊 100~150 元。实在有点儿吓人了。

下面再说说手术本身。假设经过了一系列思考后，您淡定选择了最便宜的传统 FUE 项目，测量、缴费，然后就会开始在手术室中的"鏖战"。

首先，您会真的像咸鱼一样趴在床上被打麻药，打麻药这个过程是最疼的。然后是几个小时的取毛囊时间，在此期间，由于头皮血供特别丰富，以至于会清楚地感受到自己的血顺着头皮从四面流下来，有时候会流到眼睛、鼻子、嘴巴甚至滴在地上。这时候您会感觉挺难过的，但这是植发的必经之路。比较注重服务的机构可能会让您选一个歌单，听点儿轻音乐什么的，或者您自己比较话痨，愿意跟主刀医生花几小时探讨一下人生哲理，也挺好。

接下来，"咸鱼"啪唧翻面。怎么取的，再怎么种回来，继续在前面打麻药，用宝石刀、微针或植发笔打孔后一根一根把头发移植到术前做好标记的额顶部。整台手术下来一般需要 8~12 个小时。

整台手术做完后，一般都会把患者的取发和植发区域包扎好，而且 3 天之内是不让洗头的。大多数机构甚至在手术后第 5

天返院随诊时才给患者洗。

这个过程挺难熬的。手术打的麻药不少，手术后脑袋还会胀痛；几天不洗头也挺难受的。如果忍不了了，或者出汗实在特别多的话，您可以在手术3天后买一点儿无菌生理盐水，轻轻地冲一下头发，但注意不要使劲擦。

手术后5天返院时头发基本已经长出，此时就可以洗头了，可以稍微用点儿力擦去血痂。之后就是长期使用米诺地尔，男生还可以吃点非那雄胺。术后要注意日常饮食，多摄取维生素B、维生素C以及优质蛋白质，辛辣食物要忌口，而且需严格戒烟戒酒。如果需要外出社交，为了维持形象，术前记得一定要买好U形发片，术后挡在枕部取发区。再经过3个月左右时间，等新头发长长，做个好看一点儿的刘海之后，整个植发治疗才算告一段落。

塑形

脂肪抽吸——一劳永逸的瘦身奇方？

提起脂肪，先要了解它的三个非常重要的作用。第一，物理防御，抵抗伤害；第二，温度防御，抵抗严寒；第三，能量供给，提供大量卡路里。因此，如果没有脂肪，人类就抵不过严寒与饥饿，甚至说正是脂肪维持了人类的繁荣也不为过。

但时至今日，脂肪反而成了许多爱美人士的头号大敌，他们恨不得每天都盘算着除之而后快。

此时，就要提到我们整形外科最有名的手术之———脂肪抽吸了。相对于已经有接近 150 年历史的重睑术或隆胸手术，这个手术非常新，它只有区区 50 年的历史，就连激光美容都诞生得比它早。

这样一个新兴的项目，自然仍处于发展过程当中，我们对于它的认识也在不断进步。越来越多的整形外科医生认为，脂肪抽吸（或叫吸脂）绝不仅仅是一个瘦身手术，我们更愿意称它为轮廓雕塑手术。以往认为，吸出大量脂肪的就是优秀医生，这种观念现在不复存在了。我们现在的目标不是把一个小胖妹变成一个"火柴棍"，而是更希望仅在该吸的地方吸掉足够的肥肉，不该吸的地方则不要碰它。

拿腹部抽吸来说，我们现在主张要吸"四点两线"。四点，指的是上面两个肋下缘、下面两个髂前上棘这四个非常性感的骨性突出点。两线，则指的是腹外斜肌内缘形成的人鱼线，以及腹直肌外缘形成的马甲线。如果能把这四点两线吸出来，腹部吸脂就会显得非常成功。

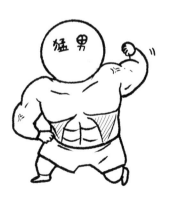

大腿吸脂也一样，大腿吸脂时要努力塑造从臀部到大腿外侧这一条非常光滑漂亮的 S 形曲线；同时，还要争取能够在大腿内上侧到私密部位之间吸出性感、好看的线条。

但如果只重视吸脂量，忽略轮廓塑形，就会造成很麻烦的后果。

上臂吸脂时，如果抽吸过多，就会造成肩膀和前臂宽，而上臂中间窄的"大力水手"畸形；同样，在吸大腿下外侧时，如果抽吸过多，就会造成非常难修复的凹陷。臀部下方也一样，如果把臀部下方的大量脂肪吸走，就会造成双侧臀部严重下垂，不仅非常难看，还会夹裤子。

随着人们对脂肪抽吸理解的深入，吸脂技术也在不断进步。传统手工负压抽吸现在仍然是主流，在此基础之上还发展出了一些新技术，如水动力吸脂系统，可以帮我们更好地保护组织；还有机械辅助动力吸脂，可以帮助医生节省力气。但总体而言，手工吸脂仍然是目前效果最优的脂肪抽吸方式。此外，我们还可以看到一些新的吸脂手段，比如超声溶脂、射频溶脂、激光溶脂、冷冻溶脂等，即利用一些新能源溶解体表浅深层脂肪，达到局部少量吸脂以更好塑形的效果，是对传统吸脂的有力补充。

当然，我们还可能看到过一些"奇葩"的吸脂方式，比如什么磁力吸脂、药物外敷吸脂、按摩溶脂等。不过，这些东西到底能不能把脂肪吸掉，达到瘦身效果，胖天使是真的不知道了。

吸脂手术前中后期都需要注意些什么呢？以双大腿脂肪抽吸为例。术前求美者注意避开生理期，因为这有可能导致凝血功能下降，还要先做一些常规化验检查，以及心肺评估，以规避手术的风险。另外尽量别抽烟。除此之外，至少还要准备两样东西。一个叫弹力塑形裤，手术后需长时间穿着，可以起到加压塑形，并有效避免术后水肿出血及其他风险的作用。此外还要准备成人尿垫。这个尿垫不是接尿用的，而是接从吸脂口流出的各种液体的。在手术后，无论是打进去的吸脂麻药，还是组织肿胀液，都会从吸脂口源源不断地流出来。如果没有它的话，躺在床上浑身湿漉漉的，感觉会非常难受。

脂肪抽吸是相对清洁的手术，在术中产生的脂肪酸也有一定抗菌效果，因此吸脂手术是不常规使用抗生素的。当然，术后还是要应用一些常规手段抗感染：一是应该每天拿酒精或碘伏棉签来给吸脂口消消毒；二是虽然术后48小时就可以淋浴，但不建议洗盆浴，因为泡澡水相对还是比较脏的，有可能诱发感染。

吸脂术后有哪些常见的并发症呢？早期最常见的有吸收热、水肿、淤青等，求美者应该穿上事先准备的弹力裤——它能有效进行压迫，减少淤青，还能帮助身体排出体内的肿胀麻醉液，避免术后吸收热。而在后期就有两个重要的事了。一是有可能出现双侧不对称或局部凹陷，需要再次进行脂肪抽吸或局部自体脂肪填充手术修复。二是可能出现皮肤松弛下垂，这同样要求患者穿弹力裤并进行一定量的康复训练。早期康复训练在术后一两天开始走路时就已经启动了。而在后期，即手术4周后，我们建议大家进行一些针对性的训练，这样能让皮肤更加紧致，也能更好地维持体形。

最后还要提醒大家，术后应适度节食。吸脂绝不是一劳永逸的事情，不能因为吸完脂后身材有所改善就胡吃海塞，那么吃掉的脂肪还会失而复得的。

 朋友们喜闻乐见的问答环节

Q：胖子您好，我也胖，请问有肚腩缩小术吗？不是吸脂的那种。

A：当然是有的。在我们整形外科有一个叫"腹壁整形术"的著名手术，是针对那些腹壁松弛下垂非常明显的患者的。它的好处是做完之后腹壁可以立即缩小，但缺点在于手术创伤不小，遗留瘢痕大，而且所需的手术时间和住院时间也很长。

Q：抽脂会不会破坏神经？

A：几乎不会破坏，但前提是吸脂医生要足够靠谱，这个手术看着简单，其实很看手法的。

瘦腿、瘦肩

每到夏天，瘦腿、瘦肩的咨询量就会激增。这也很好理解，女生夏天穿裙子，需要露出小腿，那必须要细长的才好看，瘦肩诉求也是类似。不过，虽然女生是瘦腿、瘦肩的主要群体，但有部分男生也有类似诉求，不过男生以改善症状为主，比如斜方肌痉挛、肩膀痛，他们懒得做操，也不想去按摩，那医美手段当然是首选。

瘦腿、瘦肩的主流医美手段有两种，脂肪抽吸与肉毒毒素注射。脂肪抽吸在前文已经详述过，这里主要讲肉毒毒素注射。

胖天使出诊时做得最多的项目就是注射肉毒，平均每次出诊都能给七八个患者打针，有打咬肌、眼睑细纹、鱼尾纹、眉间纹、额纹的，其他部位的也都有。其中腿和肩是注射量最大的两个部位。

胖天使认为，在门诊用肉毒打瘦腿针、瘦肩针还挺考验求美者毅力的。以瘦腿针为例。小腿需要的注射量确实比较大。如果腿本身比较粗壮结实，想瘦腿的话则每次需要打 300 单位的肉毒，粗算起来总共要扎 100 甚至 200 针。

怎么个打法呢？拿个尺子在腿上画上网格，每个网格是 1 cm x 1 cm，医生就像填空一样在每个格里打一针。300 个单位，200 针，也就是说，每个格里注射 1.5 个单位的肉毒。这需要医生有耐心，一格格地"填空"。

是不是听着就疼？是的，注射时求美者确实会感觉非常疼，刚注射完也会感觉到注射部位有些酸痛。但从第二天开始求美者就无限爽啦，一周之后就爽飞了——特别是瘦肩针，不仅不疼、不酸，照镜子一看，嘿，肩膀瘦下去了、天鹅颈也出来了，开心得不要不要的。不过，因为肉毒毒素让肌肉暂时萎缩、没劲儿了，所以人在短时间内会感到乏力，打瘦肩针的朋友肯定没力气游蝶泳了，打瘦腿针的朋友也会像软脚虾一样，高速跑步是有难度了。不过正常走路没有任何问题。

最后说一句，肉毒毒素的效果只能维持半年，之后效果就会逐渐消失，需要再次进行注射。

隆臀

再来说说臀部。很多求美者来门诊咨询时会提到想要进行"臀部吸脂"。胖天使此时会说，臀部的凸出是重要的美学标志，不能吸脂，只能隆臀。而且大家想要吸脂的部位大都不是臀部本身，而是臀上、臀下的各种堆积的脂肪垫。对于真正的臀峰，不仅不能吸，还要尽量想办法让它变得挺拔。

可以做什么医美项目呢？可以在双侧臀部外上方注射脂肪，让臀部显得更为娇翘、性感。但相对之前提到的各个手术，臀部脂肪注射填充是比较危险的。隆臀手术中发生严重栓塞的概率很高，它也是整形外科各个项目中死亡率较高的手术之一。如果非要做的话，奉劝各位一定要特别谨慎，少量多次，切勿急功近利、超量填充，否则容易出现生命危险。

胸部

副乳

每逢酷暑，无论男女老少，或多或少都会穿得清凉一点儿。女生喜欢吊带、抹胸，男生穿个背心或者干脆就赤膊上阵（胸毛多的胖天使赤膊都像穿了背心一样）。穿上露肩装的一刹那，可能会发现一件非常恐怖的事情：我的腋窝前面为什么有两坨肉肉呢？咕叽咕叽的，好难看！

啊！我一定要把它塞进衣服里面……什么？塞不进去！

完了，我的青春结束了。

胖天使相信，有过以上困扰的同学或多或少都会通过网络或其他方式试图了解我们为什么会长出这两坨与众不同的肉肉来，那么也就会查到"副乳"这个词了。

有副乳，也就是说我们比一般人多长了2个乳房吗？

还真不一定！不是不一定多长了乳房，而是不一定只多长了2个乳房。

这就要从乳房发育说起了。在出生之前，我们所有人在妈妈肚子里的时候其实都长着两排乳房，一排6~8个，总共12~16个乳房，您没看错。它们会均匀地从腋窝开始向下分布，经过乳头，一直到腹股沟这两条对称的线上。大多数人在出生之前，除了胸部的2个乳房之外，其他的乳房都会慢慢退化，也有一些比较"淘气"的乳房不愿意退化，这些不愿退化的乳房在出生后就变成了副乳。大多数患者的副乳长在腋窝里面或者腋窝前，它可以成对，可以单发，样子就是一坨凸起来的肉肉。仔细找的话，有时候还能够看到副乳上隐隐约约残留的乳头。

当然，还有一种比较少见的案例，叫作"多发副乳"。这种情况下，患者可以长3个、4个或者更多的副乳。我见过一个案例，某小姐姐长了8个副乳，她两边腋窝内、腋窝前、乳房上、乳房下各长了4个副乳。不仅是她，她的闺女，甚至她爸爸都是多发副乳。这一病例同时说明了两件事：第一，副乳有一定的遗传性；第二，男生也会长副乳。

数据显示，我国女性朋友的副乳发病率大约在5%，而男性大约为1%。但由于大多数副乳患者症状并不明显，或者没去就诊，因此预估女性人群中副乳的真实发病率在10%以上，有专家甚至认为这个数字可能会达到20%。所以，如果有了副乳，千万不要觉得自卑，因为这个病实在是太常见了。

　　副乳其实本质上就是乳房，因此乳房有什么特点，它就有什么特点。比如，它和身体的激素水平高度相关，女生青春期发育时，副乳会随着乳房一起发育增大。而且，在女生生理期时，比起正常的乳房，副乳出现周期性疼痛的概率会更大，出现疼痛的患者几乎占到全部副乳患者的一半左右。除此之外，有副乳头的副乳甚至可以在哺乳期分泌乳汁。千万别觉得这是什么好事，一个生长活跃且有分泌功能的异位组织是很危险的。副乳乳腺的癌变率远远高于正常的乳腺。

　　那么，这样一个对我们生活造成困扰又危险的常见疾病，我们有没有办法完全治好它呢？当然有，而且非常确切，办法只有一个——副乳腺体切除加脂肪抽吸手术。

　　手术原理很简单，切掉所有副乳腺体组织（包括副乳头），以避免复发恶变。同时，为保证美观，医生还会利用吸脂的方式把副乳周围凸起的脂肪修平。

　　术前，我们需要做一些准备。首先要去医院弄清楚一件最重要的事儿：这真的是副乳吗？

　　大家要明白，两边腋窝凸起的肉肉并不一定100%是副乳，它还有可能是胖出来的呀！脂肪被不合适的文胸挤向两边腋窝，也会呈现出两坨肉肉的样子。但是，只需做个超声就会发现，这两坨肉里面没有乳腺组织。这被称为假性副乳，通过健身、改穿合适的文胸等一系列措施，就能得到明显改善，并不一定需要手术。

　　当然，一旦做超声发现赘肉里面确实存在副乳腺体的话，那副乳诊断就"实锤"了。这种情况必须通过手术才能够彻底解决问题。在手术之前还要做两件事：一是双侧腋窝备皮，即把毛刮干净，当然这是针对腋窝副乳和腋前副乳的，对于胸腹部副乳而言则没必要；二是我们要准备好一件合适的副乳胸衣，请注意，这个副乳胸衣绝对不是您在网上搜到的那种用来收紧假性副乳的文胸，而是一种有着压迫腋窝功能、像刑具一样穿着挺不舒服的专业的医疗用品。这个东西有三个重要功能：第一是压迫术区，避免术后形成血肿；第二是腋窝加压塑形；第三是避免产生瘢痕。

再说手术后的注意事项，我们同样要记住三个时间段。第一个时间段是手术后前两周，叫作愈合期。在此期间，建议大家除了换药时间之外，24小时穿着上文提到的副乳胸衣。如果没有胸衣，至少也该打个弹性八字绷带来包扎和固定腋窝。同时要避免剧烈活动肩关节，不推荐打球、健身，甚至最好不要长时间握方向盘开车。

第二个时间段是手术后 3~6 周，叫作康复期。此时切口已经愈合拆线了，患者可以开始适当进行一些康复运动。但是运动时要注意，需逐渐加大运动量，不能一蹴而就。同时，患者要注意保证腋窝清洁干燥，出汗后及时洗澡，切口外可以应用一些涂抹的硅凝胶类的祛疤药物或祛疤贴。除此之外，建议患者继续每天穿几小时副乳胸衣。

第三个时间段是术后 7 周 ~6 个月，叫作塑形期。这个阶段患者不用再限制运动了，而需要积极进行健身塑形。不过，腋窝切口仍需要保持清洁干燥，同时应用祛疤药物。

朋友们喜闻乐见的问答环节

Q: 医生您好，我看到网上有很多微创祛除副乳的手术项目，比如单纯脂肪抽吸，还有小切口副乳旋切手术，它们可靠吗？

A: 单纯脂肪抽吸只能应用于上文提到的由肥胖导致的、没有乳腺腺体的假性副乳。对有乳腺组织的副乳来说，单纯靠脂肪抽吸不能达到根治目的。而所谓的旋切手术，说白了还是切除腺体。只不过是在皮肤上开一个很小的口子，把腺体切成一条一条的，把它们分别从这个小口子里面揪出来。如果患者的皮肤冗余量不大，且没有副乳头的话，是可以选择这个手术的。但对于副乳凸出比较明显，皮肤冗余量大的情况，无论从手术时间、安全性、开销还是术后恢复效果来说，这个手术和传统手术相比并没有什么优势，因此不做推荐。

Q: 副乳手术之后，副乳会复发吗？

A: 副乳本来就是应该退化的乳房组织，所以只要腺体切除彻底，副乳很少复发。但是两种情况除外。第一，上文提到过，副乳的癌变率是要高于正常乳腺的，副乳在短期内明显增大、副乳头有明显溢液的患者要特别小心。我们推荐在手术时把切除的乳腺组织送检病理诊断，这样可以彻底排除乳腺癌风险；第二，术后如果不注意加压塑形、合理健身，导致皮肤松弛或者之后又变胖了，造成脂肪二次生长，有可能继续形成假性副乳，仍然不能彻底解决体表的美学问题。

Q：我除了副乳之外还有狐臭，有没有可能一次手术解决两个问题呢？

A：当然是没问题的。在做抽吸手术的同时可以进行大汗腺抽吸破坏术，后者也是治疗腋臭（俗称狐臭）的主要手段之一。不仅如此，狐臭手术后腋窝出汗减少，能更进一步地保证副乳手术切口的清洁干燥，绝对是一石二鸟、一箭双雕的妙计。当然，还要记住，做完手术后，除了副乳区域，腋窝汗腺抽吸区域也要进行加压包扎，避免形成血肿。

乳房缩小

某搜索引擎大数据给出的中国女性胸部平均大小是 A 杯，而电商销售数据却显示卖出的文胸中 60% 都是 B 杯。这是一个看似矛盾，但其实一点都不矛盾的结论。这在描绘出增厚胸垫市场的波澜壮阔之余，也揭示出我国人民群众对于美好生活的向往。

贫乳的小天使们固然有着"板上钉钉"的不甘，但俗话说物极必反，胸真的是越大越好吗？那些 D 杯、E 杯、F 杯……的姑娘们，她们的心酸与无奈您又了解多少呢？这部分，胖天使就和大家一起分享有关巨乳整形的相关攻略。

在正式开始之前，我们首先来明确几个概念。

首先，我们所说的罩杯究竟是什么意思呢？我相信不仅大部分男生对这个东西一头雾水，有些女孩子也只是人云亦云，看着好看的就买。罩杯的内涵是在于阐释乳房的凸度，和身材的胖瘦关系不大。想要正确评定罩杯，女孩子们需要测一下自己的上下两个胸围，即通过乳头的一条圈和通过乳房下皱襞的一条圈。这两个圈长度之间的差值如果到达了 10 cm，就叫作 A 杯，每多2.5 cm 就高一档。

其次，什么叫作巨乳呢？通常所说的巨乳其实指代了医学中"乳房肥大"这个概念。中国成年女性的单侧乳房平均体积是250~300 mL，大约一个馒头大小。一般来说，单侧乳房体积如果超过 400 mL，就叫轻度肥大，600 mL 叫中度肥大，800 mL叫重度肥大。而如果单侧乳房体积超过了 1 500 mL 的话，那在医学上则被称作"巨乳症"。

傲人双峰固然是很多姑娘们追求的目标，但我相信很少有人希望自己胸口挂上两坨巨大的赘肉。由于重力的影响，它们会不断下垂，失去原有挺拔的美感，皮肤会变得很松弛，乳晕会变得很宽大，乳房下皱襞折叠在深处，经常会导致湿疹和痱子。更痛苦的是，由于胸前长期挂着这两坨赘肉，负荷太重，脊柱会不堪压力，逐渐变形，出现驼背。睡觉时平躺着被两坨肉压着，都会感觉很憋气，呼吸困难。

我们病房收治过一个 15 岁的小女孩，诊断病理性巨乳。小姑娘很瘦，45 kg，但是两个乳房每个都比脑袋还大。她的手术是要切除病态乳房的，签字的时候小姑娘坚决极了，一句话，有它没我，势不两立。最后，双乳切下来一称重，两个乳房加一块儿，5 kg，占她体重的九分之一。出院之后随访，我问：您没了巨乳是啥感觉？"小姑娘兴高采烈地回答"："飞一般的快感，医生您要瘦 25 kg 的话也能体会到！"当然，胖天使到现在也没体会到过……

通过以上论述，大家应该至少明白两个道理。第一是乳房太大了肯定不好，第二是乳房肥大常伴下垂。因此，我们拯救大乳房的本质就在于矫正它肥大下垂的形态。那么，治疗方式具体有哪些呢？

首先，对于一些乳房不太大、轻度下垂，皮肤稍显松弛的案例，比如产后或者短期内减肥成功的，我们认为积极进行保守治疗是有效的。具体是指穿合适的塑形胸衣，加上科学的胸部健身。胸衣均匀加压，可以促进皮肤回弹，而胸衣的承托作用可以抵消下垂的重力牵拉。健身的主要功效则在于加强胸部肌群，保证乳房凸度的同时能够增强韧带的承托力，推荐夹胸、卧推、平板支撑这几个动作（建议到健身房内找专业教练指导，避免受伤）。此外，调整饮食结构也有助于恢复。比如提高优质蛋白摄入量，可以帮助增肌，还能在一定程度上增加皮肤胶原蛋白的含量，提升皮肤弹性。而高卡路里饮食能让胸胖回去，其他刚刚瘦下来的地方也会跟着一块儿胖回去。

如果已经进行了合理的保守治疗，但仍然效果不佳，一般就要通过外科手术干预了。微创术式叫作"乳房下垂悬吊提升"，通俗说法是乳房线雕。在乳房内环形埋置可以吸收的蛋白线，用它们来代替乳房内松弛的韧带。一旦把这个线收紧，下垂乳房就能够被再次提升起来。这个手术主要还是针对一些下垂明显，但乳房体积不太大，不需要切除腺体组织的案例。

传统的乳房线雕有个缺点，就是埋线牵拉力和悬吊维持时间都比较有限，乳房往往在术后一两年就会恢复下垂的形态。新办法则是利用脱细胞异体真皮作为埋线来提升乳房，异体真皮基质在被吸收分解之前，自体细胞就会附着于埋线位置，形成新的乳房悬韧带（即 Cooper 韧带），确保乳房在比较长的一段时间内不会再次下垂。

但无论微创手术如何变化，有一个瓶颈问题是绕不开的，就是没法解决乳房体积的肥大。真正巨乳伴下垂的患者如果想矫正畸形，就必须切除多余的腺体组织、皮肤，还要将增大下垂的乳头、乳晕回归原位。这个手术一定要在医院进行，需要全身麻醉。在医生术前准确测量、精密设计的基础上，通过双环切口、垂直切口或者"倒 T"切口等不同入路切除冗余皮肤、皮下组织和乳腺腺体，重塑整个乳房形态，手术难度不言而喻。因此，请去大医院找正规的医生做。每次只要碰见大手术，这句话我都得强调一遍。

还要注意，做该手术要避开生理期，并且除常规检查和心肺功能筛查外，胖天使希望大家能做乳腺影像学筛查，比如做个核磁，至少是超声，明确两侧腺体到底有多大，是否对称，如果不对称的话相差多少，有没有肿瘤病变等问题。

手术后患者需要注意切口的加压包扎，尽量从早期就做到均匀压迫双乳下极。这样做，一是避免术后积液水肿；二是可以将新的乳房下皱襞快速定形，避免再次下垂；最后，还能有效抑制术区切口瘢痕的增生。双乳下极加压建议维持 3~6 个月，同时还要穿上新测量的、合适的弹性胸衣来帮助塑形。建议手术后 6 周开始启动胸部健身，方法跟之前一样，在此不再赘述。

朋友们喜闻乐见的问答环节

Q：这个手术这么大，要切除乳房的腺体，还要重新定位乳头、乳晕，那这以后乳房还能用吗？

A："用"，对于乳房来说有三层含义。第一，用来看，那肯定是没有问题的，因为手术切口一般都会被文胸遮住，即使穿比基尼，瘢痕也不会露到外面；第二，用来摸，这个可能就会有一定影响了，因为乳头、乳晕周围皮肤切除以后会导致皮神经损伤，造成乳头敏感性下降和麻木，但是大多能在一年内得到明显改善；第三，用来哺乳，这也有可能会受到一定影响，手术中切除了部分乳腺，可能造成乳腺小管的继发畸形和堵塞，在未来哺乳期更容易造成乳汁淤积和乳腺炎。因此，胖天使建议做过巨乳缩小手术的女性朋友在未来哺乳时尽量使用吸奶器，避免直接哺育，以规避感染风险。

Q：提升面部的方法能不能拿来提升胸部啊？

A：从原理上来讲，射频产生的能量确实能够收紧乳房皮肤，但由于乳房的软组织厚度远大于面部，因此射频能量对于乳房下垂的矫正效果十分有限，所以不推荐。

Q：广告里有许多的按摩项目，还有热卖的胸部按摩仪，听说都能够改善乳房下垂的状态，它们可信吗？

A：这是不可信的。其实反问一句就很明白了，凭什么同样一个"嗡嗡嗡"的棒棒，放在脸上就叫瘦脸神器，放在贫乳就是丰胸神器，搁在这里就是改善乳房下垂的？

Q：请问我的大胸是什么导致的呢？因为木瓜丰胸吗？

A：啊，木瓜丰胸属于以讹传讹，就像核桃不能补脑，猪蹄汤也不能下奶一样。女性乳房的初始大小是取决于遗传的，而乳房的后天增大主要源于雌激素和孕激素水平的提高，在青春期或怀孕哺乳期最为明显。上文提到的巨乳小姑娘，就是病变乳腺组织在雌激素影响下迅速生长，一年增大了 10 倍。木瓜在这方面肯定是无辜的，所以请大家放心吃瓜。

Q：我最近胸突然变大了，但是不对称，一边大一边小，这个是什么情况咧？

A：巨乳两边往往不是完全对称的，这需要医生对手术进行更加精妙的设计，来调整不对称双乳的体积、位置与形态。当然，如果只有一侧乳腺短期内迅速增大，另一侧却没有变化，则需要引起警惕。此时应该立即就诊乳腺外科，做肿瘤相关筛查，做到乳腺癌的早发现和早治疗。只有当确定无肿瘤病变，为单纯乳房增大后，方可于整形外科接受巨乳矫正手术治疗。

隆胸

上文提到，我国成年女性的真实乳房大小平均只有 A，但大多女性对于理想胸部的憧憬都是 B、C 甚至 D 杯，由此，大家喜闻乐见的隆胸手术就应运而生了。

隆胸，学名叫隆乳术，适用于诊断小乳症或者哺乳后乳房萎缩的女性患者。

您没看错，小乳症在我国居然是个标准国际疾病分类（ICD）诊断，平胸竟然算个病，得治。那究竟多平的胸算是平胸呢？有人说，不会啊，我周围的姐妹都是 B 杯，哪有真正的平胸？但数据是不骗人的。既然平均就是 A，B 杯也存在，那就必然还有一群连 A 杯都不到的女生。胖天使甚至曾经还见到过中间凹，两边凸，胸罩要反着穿的可怜娃。

说到底，小乳症在医学上的定义其实是比较模糊的。求美者自己觉得自己的胸比周围人小，希望能够变大一点儿，其实就算是个手术适应证了。

那我们再问个问题。女孩子们为什么会选择去做隆乳呢？绝大多数的求美者选择隆胸，其实就是为了好看。仅为通过隆胸让身材变得好看，曲线变得曼妙，让自己每天能够感到快乐、自信，这就够了。这是非常单纯美好的愿望，不应该被任何功利或道德的标签绑架。

隆乳手术通常有两种填充物可供选择：一个是硅凝胶假体，另一个是自体脂肪，二者的选用比例大概是 9:1。

我们先来讲硅凝胶假体隆乳。

一般在手术前，医生都会给求美者做比较全面的胸部测量，得到一批参数，包括上下胸围、乳房底盘大小、双乳间距、锁骨中线到乳头、乳头到乳房下皱襞的距离等。

获取参数后，选择一对大小、形状、质地合适的假体。不同品牌，甚至相同品牌、相同规格的假体，根据手感的软硬，自然程度的区别，还能细分为不同档次的产品，价格自然是千差万别，一只假体的价格从一两千到十几万元都是有可能的。但绝不是说越贵越好，重要的是它能够达到什么样的美学效果和术后触感。

专门做隆胸的机构一般都会备有一些常用的假体试用品，让求美者在外面穿一个专门的义乳文胸，来感受塞进去各种品牌不同型号的假体后，实际隆胸的大小和手感。要说明的是，真正做完隆乳手术后，实际效果会比术前穿着假文胸尝试的时候更好。

做完测量和假体选择，就要聊到下一个重要问题了，我们从哪儿下刀，才能"把大象放进冰箱"呢？

最常用的是三大切口入路，分别位于腋窝、乳晕和乳房下皱襞。

第一种是腋窝入路。前几年，腔镜辅助下腋窝小切口隆乳非常流行，从腋窝的自然褶皱上找一个 4~5 cm 长的斜切口，顺着里面胸大小肌的间隙，向下皱襞方向剥离出一个腔穴，因为腔穴比较深，视野比较窄，所以一般会用内窥镜来辅助游离和止血。顺着这个通道，医生像挤奶油一样，把假体一点儿一点儿挤到这个腔穴里面去。最后，缝上切口，大功告成。

腋窝入路最直接的优点是切口比较隐蔽，如果不抬胳膊基本看不见。因此，这种方式曾经受到许多求美者的欢迎，甚至不少医美界同仁也追捧这种方法。但近年来做腋窝切口的呼声正在下降，因为大家逐渐认识到，除了切口相对稳定和隐蔽外，腋窝切口手术在各个方面都暴露出不足。

由于腋窝入路到乳房下皱襞的距离非常远，在临床操作中很难做到双侧乳房下皱襞的充分塑形，这会导致即使放进去的假体很大，手术后也很难做出站立位能有轻微垂感的自然乳房。也就是说，这胸做出来比较假。特别是站着的时候，基本一眼就能看出来这个乳房飘在上头了，很难垂下去。不仅垂不下来，由于初始通道是从上往下打的，以至于随着运动量的增加，假体还可能一点点往上移位，变得越来越高。除此之外，由于手术中视野比较狭窄，需要借助内窥镜辅助，通常还会导致手术副损伤增加，出血量增多等。最后，由于女生经常穿露肩装（如吊带），因此腋窝切口本身的隐蔽优点也不太突出了，手臂活动时切口会露在外面，达不到隐藏切口的效果。因此，国内几家最著名的整形外科医院目前腋窝隆乳并非十分火热。不过，在很多私立医美机构中，腋窝切口仍然是主流。

第二种是乳晕切口。手术过程如下：切开乳晕下半圈、劈开乳腺、切开胸肌、把假体放进去。它的优点不言而喻，就是穿着胸罩的时候绝对看不见切口，把最隐秘的伤口只留给最亲密的人。当然只要切口护理得当，即使摘下胸罩，乳晕下半环切口也不会显得非常突兀。同时，由于乳晕到乳腺、下皱襞距离都很近，能够把剥离范围掌握得比较清楚，手术后假体位移的情况也不大会出现。

但乳晕切口也有两个限制。首先，您的乳晕得够大，如果乳晕绕半圈才 3 cm，假体是塞不进去的，这时候乳晕切口就用不成了；其次，由于需要纵切乳腺，乳晕入路一定会破坏正常的乳腺结构，对于未来打算哺乳的女生，这是个隐患，可能导致未来出现乳腺炎，增加哺乳后假体感染的风险。

因此，胖天使认为，最适合做乳晕切口隆乳的可能是孕产过后乳房萎缩的妈妈们。因为这时候乳晕已经比较大了，未来再次哺乳的可能性稍小，可以兼顾安全与美观两方面。

第三种是乳房下皱襞切口。一般是从乳头正下方垂到下皱襞，从旁边1 cm的地方开始，向外做一道4~5 cm的切口。

乳房下皱襞入路的优势特别多。由于它正好就在下皱襞位置上，解剖分离特别简单，手术时间短，几乎不出血，做出来的胸最对称、最自然、垂感最好，维持效果时间也最长，而且完全不破坏正常的乳腺结构。

说到缺点，就一个：一定会留瘢痕，如果患者正好是瘢痕体质的话，左右两道疤可能会非常明显。

因此，最终选择什么切口，一定不是医生拍板，而是您自己心里有杆秤。乳房美学、手术安全、哺乳影响、皮肤瘢痕，孰重孰轻，您要安排好顺序，才不至于手术之后自己后悔。

说完切口，再来说说假体放哪儿。老外提倡假体可以放在乳腺后面，也就是胸大肌前方。但因为老外本身乳房比较大，这属于一种锦上添花的做法。对于贫乳的朋友则不大可取，因为那就相当于在皮下直接放假体了，很不自然。对于特别"贫瘠"，既没脂肪也没腺体的胸部，我们比较提倡把假体放在胸大肌后面，当然，不一定是整个假体都被胸大肌包在里面，那样的话，不仅假体可能会被胸大肌压变形，还不能做出美观的乳房下皱襞。

现在最常用的是所谓的"双平面假体隆乳"，也就是假体的上一半放在胸大肌后，保证视觉和触觉上不突兀；下一半则是放在乳腺后方及胸大肌前面，保证假体的舒展，带来比较自然的垂感。当然，本身乳头、乳晕比较平，特别是有乳头凹陷的朋友还可以采用所谓的"三平面法"，也就是假体的上下都在胸大肌后，只有中间从胸大肌里挤出来，凸于乳腺后方，这样就能顺便把原来比较平坦或凹陷的乳头、乳晕给顶起来。

我们再来聊聊隆乳术后的康复和护理。根据手术出血情况，医生可能会给患者放置术区引流管：腋窝入路出血量较大，常规是要放的；在乳晕和下皱襞入路中，如果止血充分，有时候就不用放置。拔除引流管之后，患者就能出院了。如果有切口缝线，通常术后 7 天左右可以拆线，然后按照一般切口的护理要求，常规使用祛疤药物 6 个月左右即可。

　　我们还会建议求美者隆乳术后 1~3 个月穿戴塑形胸衣，特别是做腋窝入路的求美者，不仅要穿胸衣，还要加压包扎双乳上极，避免假体上移。这个过程并不舒服，以至于加压胸衣经常被病友们戏称为"刑具"。3 个月"刑满"之后，里面的两只"小兔子"就可以被释放啦。此时一定要重新量一下现在的大小，以前的文胸肯定都不合适，可以开启一波新的买买买了。

　　顺便吐槽一句，您如果术后的乳房尺寸已经到了 D、E，甚至更大，这时反而可能会遇到一件非常糟心的事儿，那就是不知道为啥，感觉大号文胸都超难看，买哪个都觉得配不上自己这对"新鲜出炉"的"胸器"……

　　说完假体，我们再谈谈吸脂隆胸。这是一个听起来很美好的故事，就像"变废为宝""聚沙成塔"。但遗憾的是，"聚沙成塔"真正实施起来是非常困难的。沙子多了，只会成为沙堆，做不出塔的形状。脂肪也一样，即便打的体积足够，也很难做出我们所期待的、挺拔的半球形结构。因此，吸脂隆胸往往需要和假体隆胸互补。如果您想仅依靠脂肪就做出漂亮的胸型，那往往需要多次手术，而且这些手术主要适合一些胸部实在是小得惨不忍睹，且腰腹、大腿又非常有料的那种"宝藏"女孩……以及汉子。是的，分享个小秘密，某些男模的胸大肌同样是通过吸脂后填充做出来的。

 朋友们喜闻乐见的问答环节

Q: 胖天使，我前几天发现一侧胸里面长了一个小小的疙瘩，不痛，硬硬的，想问一下这是什么？

A: 上次这么问我的是门诊遇到的一姑娘，说自己一定是乳腺癌了，在胸上摸到一个质硬的肿物，而且活动度很差。我上手查了一下，跟姑娘说，一个好消息，一个坏消息。好消息是，您没有乳腺癌。坏消息呢，这包块其实是您的肋骨，您也没有胸。这位同学也是一样啊，要看您这包块的深度，如果就在皮下浅浅的，那可能就是一小囊肿，但如果在比较深的地方，所谓在"肉"里面，您还能摸到的话，那的确有可能是一小瘤子。不过也别太害怕，去医院查一个超声，就能很好地判断了。

Q: 从美学上讲，到底多大的胸合适呢？

A: 这就见仁见智了，环肥燕瘦。但就平均而言，我国成年女性普遍接受的罩杯可能是 B。因为某电商平台的数据显示，售出的胸罩 60% 都是 B 杯，无论是 A 杯还是 C 杯的女士都喜欢把自己往 B 杯里面塞。但这其实是不科学的。于情于理，我们都应该根据自己胸的实际大小和形状来选择合适的胸衣。

男乳

胖天使曾经收到过这样一条信息：我是一个 16 岁的男孩子，最近发现自己的胸部似乎在逐渐向妹子的那种转换，苦恼并兴奋，我什么时候会真的变成一个妹子？

胖天使看完之后默默回了一行字：您变不成妹子，而且这个玩意儿叫作男乳，学名男性乳房发育，得治。

这部分我们就来聊聊男乳这个话题。

男乳有多常见呢？14 岁以上男性中，大约有 60% 都经历过乳房发育。这是因为青春期性激素水平很不稳定，雌激素与雄激素的比例升高，就会导致男乳的出现。在 1~2 年的发育期后，随着激素水平逐渐回落，变得稳定，大多数男同学的乳房会逐渐萎缩，恢复到正常的男性胸廓形态。但是，有 5%~10% 的男性乳房不仅不会恢复，甚至还会进一步增大，呈现女性乳房的外观，并且经常伴有如肿胀、疼痛，甚至乳头敏感等一系列女性乳腺增生类疾病才表现出来的典型症状。出现这种情况时，您就该来整形外科，和您的咪咪们做个了断了。

所以，问题这就来了，我们究竟做了什么"孽"，才导致乳房无法恢复或者进一步增大呢？

最常见的诱因是雌激素高水平。什么会造成雌激素水平升高？

首先，肥胖。无论是原发性肥胖还是一些继发性因素导致的肥胖，比如甲减、垂体瘤，都会导致脂肪增多。脂肪会大量转化并产生雌激素，刺激男乳发育。无论年龄大小，大约 30% 的肥胖男性都会遗留发育的男乳。所以各位胖子们（包括胖天使自己），请大家扪乳自问，你们是不是有一点点小慌张？

其次，肝损。雌激素是在肝脏被灭活的，肝脏功能下降，就会产生大量的雌激素堆积，从而引起男乳发育。因此，肝硬化患者尤其要小心。

除激素水平外，由酒精和药物导致的男乳发育也比较常见。经常酗酒的男士出现男性乳房发育，是酒精本身的作用和酒精性肝硬化这两方面因素共同导致的。

一些特定的降压、降脂药物也可能诱发男乳。但通常而言，需要这些心血管疾病二级预防药物的人年纪都比较大，而且相对于男乳这个小问题，心血管疾病的治疗明显应该排在更高优先级。还有什么药物也会诱发男乳呢？说出来您可能就明白了：非那雄胺。它原本是治疗前列腺增生的，现在在医美界则被大量用于治疗脱发，特别是雄激素性脱发。上文提到，雌激素与雄激素的比例升高就可能会诱发男乳，那用药物抑制了雄激素，不就和增加雌激素是同一个道理嘛。胖天使在临床中还真见过有一些很忧伤的"地中海"们，自主长期超量服用非那雄胺，最后不仅脱发没治好，还激发出男性乳房发育。所以再次提醒大家，治病需谨慎，吃药遵医嘱。

会导致男乳不易恢复的原因还有一个，说出来大家别不信，是大家自己揉的。之前讲到，男乳发育后是会增加乳房的敏感度的，那么乳房按摩带来的欣快感，其实对男女都一样。所以，男乳发育相当于给男孩子们开启了一扇崭新的大门，因此，一些来胖天使这儿看诊的男乳患者，他们的查体会出现以下特点：双侧乳房不等大，左侧呈典型女性乳房外观，乳头乳晕颜色加深。嗯，为啥会不对称呢，可想而知。

讲了这么多，胖天使想强调的是，大部分男性乳房发育的案例在青春期未完全定型时是可控甚至可逆的。找到诱发因素，减肥、停药、别瞎摸，初发男乳未定型的时候去内分泌门诊查一下激素水平，必要时遵医嘱用上雄激素制剂或一些抗雌激素药物，是可以慢慢恢复的。

当然，的确有少部分特发性的男乳案例，那真的是比窦娥还冤。小伙子每天健身，科学饮食，体脂率超低，偏偏就这一对胸部让人烦恼不已。之前我们病房收过一小伙子，20 岁，长得特别帅，个高、腿长，还瘦，问诊聊天的时候他就说，这外观什么的啥都好，就是每天顶着一对男乳特别自卑，根本不敢找女朋友。小伙子特别狠心，拿绷带把胸勒得死死的，外表其实看不出来，结果查体时解开胸带一看：哇哦，一对傲然挺立的 C 杯，线条、形态特别优美。

调侃归调侃，手术还得做。男乳手术是有标准术式的，叫作男性乳房腺体切除加脂肪抽吸术。术如其名，两个主要工作：其一，切除增生的乳房腺体；其二，吸除腺体旁边伴生的脂肪组织，从而达到从器质上到外观上的双重恢复。通常来说，男乳手术还是要求全身麻醉的。

切口在哪儿？乳晕下半圈划两个小切口。这样可以保证手术后瘢痕隐藏在乳晕里，不明显，只需要两个硬币大小的东西就可以把它挡住，完全看不出来。

手术首先要做吸脂。均匀吸除皮下、乳腺旁边和乳腺下方三个平面内的脂肪，然后小切口切除增生的乳腺腺体。还要补充说一句，别矫枉过正了，之前胖天使收治的男患者里有外院给切凹了的，过来要打脂肪修复，这就有点儿尴尬了。最后，两边通常要放一个小引流管，再包扎乳房，大概 2~3 天拔管，1 周左右拆线。拔管出院后，一直到拆线的这一段时间内，基本不会影响正常的生活。

当然，对于一些特定的男乳形态，手术方式可能有所调整。一些男乳患者术前查超声的时候发现所谓的男乳中几乎没有腺体，全是脂肪，这种被称为假性男乳。针对这种情况，就用不着开口子做腺体切除了，可以直接选择做胸部脂肪抽吸术，顺便利用锐性的吸脂针直接抽吸，破坏少量的增生乳腺，这和腋臭患者做大汗腺抽吸破坏术是同一个道理。

还有一种极端的情况，男乳中几乎没有脂肪，全是腺体，一摸是硬的，而且比较集中。这种情况下就用不着吸脂了，可以用一个小切口，甚至是一个腔镜切口，比如用"麦默通旋切"的方式，把腺体一点儿一点儿从通道里面揪出来。

当然，还有最后一种情况，一旦男性出现乳头溢液，或者超声提示男乳可能有恶变倾向了，这种情况下就不要再去整形外科寻求美容手术，而是要去乳腺外科考虑做活检甚至根治乳腺癌的相关手术了。

男生也会得乳腺癌吗？当然，而且男乳患者尤其危险。这也是成年男性一旦被诊断为男性乳房发育，就该去做手术切除的另一大主要原因。

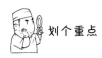

划个重点

男乳特别常见，以胖子居多，但瘦子的男乳看着会更明显。大多数男乳和雌激素与雄激素水平比例升高相关，早期可以通过改善生活习惯和药物干预来控制，成年男性的男乳推荐直接就诊整形外科，做腺体切除加脂肪抽吸手术。

狐臭

有次胖天使去参加同学聚会，有人问我，自己刚当爹，但媳妇没有奶，怎么才能催奶呢？旁边一哥们犯欠，说："啊，怎么会呢，怎么会有人没有奶呢？我老婆当时奶每天多到喝不完，要扔一两斤的。"众所周知，胖天使专治嘚瑟，于是我缓缓地转过头去，无比认真地说："如果奶真多的话，那嫂子狐臭一定很重！"对方脸色一下就变了，惊诧、愤怒、惶恐再到迷茫，最后只蹦出几个字："你……你咋知道？"

狐臭学名叫腋臭，俗称"尴尬癌"。听着瘆人，但其实古人说的少女体有异香，不管是苏轼的"香汗薄衫凉"，还是乾隆年间的香妃"生而体有异香，不假熏沐"，说白了都是狐臭。

它是怎么来的呢？狐臭是人体大汗腺（又称顶泌汗腺）的分泌物被细菌代谢的结果。大汗腺在哪儿？它分布在耳道、腋窝、乳晕、脐周还有会阴等地方。大汗腺分泌出来的汗本身没有味道，但由于其含有大量蛋白质、碳水化合物，甚至脂类，被皮肤上的细菌分解后，会形成一些代谢产物，比如不饱和脂肪酸和氨，所以才会产生刺鼻气味。

其实，每个人的腋窝在出汗后或多或少都会有些气味，只要我们把鼻子贴上去死命地闻，都能闻见，这不算狐臭。我们所说的狐臭，是指在礼貌距离之外，恨不得隔着一丈远，都能闻到的"化学武器"。

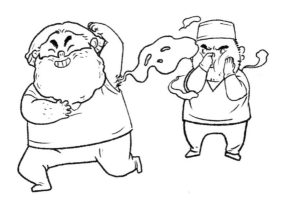

有学者发现，狐臭是一种遗传病，属于常染色体显性遗传。让我们回忆一下孟德尔遗传定律，只要父母都没事，孩子99%以上都没事；但只要父母一方是纯合子的狐臭性状携带者，那么孩子就100%会继承狐臭体质。纵观全球，东亚人，也就是我们自己，有狐臭的概率是最小的，只有5%~20%；而欧美和非洲人有狐臭的概率竟然大到80%~100%，而且全部都是纯合子基因。所以，想找老外生混血娃的同学们要了解一下这个小小的缺陷。

顺便提一句前文讲到的泌乳问题，乳腺分泌液体其实也是受这个基因支配的。有大量文献显示，狐臭的严重程度和奶水的充足程度是呈高度正相关的。嗯，奶水充沛的朋友们，是不是有那味儿了？

说完狐臭的机理，自然就该聊聊怎么对付它了。无非就是三招：第一，不让细菌和汗液接触；第二，让汗腺排不出汗；第三，直接杀死汗腺。这三条里只要有一条做到位了，即便是狐臭体质，也绝对能够避免出现尴尬场景。

先说最简单和传统的办法：不让细菌和汗液接触。三种思路。首先，夏天要勤洗澡、勤换衣服，估计不用我说，有腋臭烦恼的同学们都会自觉；其次，要做好腋窝备皮，也就是要把腋毛去掉，不管是刮也好，激光脱毛或药物脱毛也好，因为衣服能换，但毛换不了，毛上的细菌很难被洗干净，所以干脆清爽到底，不留腋毛。最后，使用抑制腋臭的"神药"——香体露。这东西在国内市场不温不火，但是在国外的超市简直就是"漫山遍野"，人家老外觉得不用香体露这件事简直无法想象，就和听说有人一辈子不刷牙是一样的感觉。香体露有好多牌子，但主要有效成分一般都是铝盐、酒精和香料这"三件套"。铝盐是止汗剂，能够临时堵住大汗腺；酒精用来杀菌；香料用来掩盖异味，一气呵成。但用这个东西也有两点注意事项：其一，它效果有限，如果出汗特别多的话，药物还是会被冲开的，依然会有异味；其二，回家后必须及时清理，因为上文讲了，大汗腺会被堵上，如果不及时洗掉香体露，是有可能得化脓性汗腺炎的。

第二招，让汗腺罢工。只要不出汗，细菌没得可分解，自然就没有异味了。问题是，如何在夏天不出汗呢？空调屋里躺平？

肯定不是正路。聪明的整形外科医生想到了一个很神奇的办法：打肉毒毒素！就是那个能瘦脸、瘦肩、瘦腿的东西。这玩意儿其实用处超级广泛，它还可以治眼睛痉挛、手汗症、脚汗症、偏头痛，甚至对部分抑郁症都有效。

狐臭也一样，人体汗腺的分泌受交感神经支配，肉毒一打，神经就被阻断了，也就不排汗了。研究表明，向双侧腋窝各注射50~100 单位的肉毒毒素，就能让腋窝的泌汗功能下降 70%，效果可维持半年，正好就把整个夏天熬过去了。大多数深受腋臭困扰的同学，只要每年打一次肉毒，加上常规使用香体露，就能够达到满意的控汗效果。

但是，肉毒注射得花钱，而且每年都要打呀，我想一劳永逸地跟狐臭说再见，到底有没有可能？

办法是有的。这就是最后一招——彻底杀死汗腺，即大汗腺破坏手术。这手术名字听着特高端，但手术方法其实特别简单，就是在腋窝开俩小口，打点儿麻药，用吸脂针或者小剪刀把大汗腺破坏、剪碎，再给吸出来。这个手术的价格不算贵，基本上相当于打两次肉毒。但它会造成一定创伤，可能导致腋窝瘢痕挛缩，同时，因为还可能残留部分腺管，所以在未来也有患汗腺炎的风险，因此这个手术一般只用于腋臭比较顽固的患者。

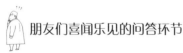 朋友们喜闻乐见的问答环节

Q：有人号称光电能够治疗狐臭，这是怎么回事呢？据说向体表发射能量，就能把汗腺烫死，这好不好使啊？

A：胖天使个人认为噱头大于作用。大汗腺和色素、血管是不一样的，它没有明显的高能量吸收峰，很难做到把汗腺烫死的同时不损伤周围组织。光电治疗腋臭通常复发率比较高，且能量一旦真的达到了弄死汗腺的水平，对正常组织也是有很大创伤的，伤害程度肯定要高于抽吸破坏的机械损伤。一言以蔽之，智商税大家尽量少交。

Q：做手术后狐臭会复发吗？

A：要看做的是什么手术。只是做大汗腺抽吸破坏的话，如果说原本还剩下一点活的汗腺又长出来了，之后有可能会复发。如果做汗腺切除手术的话，不会复发，但是会留一个很长的瘢痕。

肥胖纹

有段时间，胖天使一直在没完没了地说话，把嗓子给说哑了，一个月都没恢复。某天在医院咖啡厅里遇见了漂亮温柔的师妹，打完招呼，人家充满"善意"地跟我说："肖爷，听您这声音不是喉癌吧？还是甲状腺癌喉返神经转移？"

虚心接受"祝福"之后，我告诉她只是喉咙有点儿发炎。但来而不往非礼也，胖天使双眼目光如炬，闪电般扫描并完成医美评估后，立即诚心诚意地回了一句：师妹，腿上肥胖纹好多呀！

对面的少女脸色瞬间变红，惊惧而羞涩地狡辩道："我……我这是生长纹！"（当然，这是个段子，平时这么打招呼，早就开启真人 PK 模式了。）

　　这部分，咱们就来聊聊肥胖纹的故事。

　　上网去搜索一下肥胖纹，铺天盖地都是"如何消除肥胖纹""肥胖纹和妊娠纹的区别"……看得胖天使头大不已。所以胖天使干脆把三个最重要的结论列在前面告诉大家：

　　第一，所谓的肥胖纹、妊娠纹、生长纹、膨胀纹、萎缩纹是同一个东西，本质上没有任何区别；第二，这东西一旦产生，除非开大刀切了，否则神仙也别想消除，只能想办法淡化；第三，迄今为止没有任何一种非医美治疗对淡化肥胖纹有一丝一毫的作用，按摩、瑜伽、外用护肤品、热塑腰带之类的全包括在内。

　　以上结论均有大量的权威中外文献支持，所以追求用网购逛一圈就解决肥胖纹的同学，请您稍微清醒一点儿，绝不可能有这种好事。

　　结论摆完，胖天使来讲讲为什么。肥胖纹是怎么产生的呢？并不是因为胖本身，而是因为皮肤组织中产生的应力。无论是快速增重、减肥、怀孕还是活动牵拉，都会导致真皮和皮下组织间舒张和收缩不同步，于是真皮层里的弹力纤维慢慢就断掉了，只有表皮还连着，下面是两个真皮断端，相当于形成了一个很小、很薄的腔隙。此时机体就会认为这个地方受伤了，需要修复。于是"大军未动，粮草先行"，机体首先生成微小的血管以保证血供，这片区域就会变成紫红色，形成皮肤紫纹或红纹。快速肥胖、应用糖皮质激素或者初次妊娠时出现的早期肥胖纹都是这样子的。而随着修复进程的推进，瘢痕纤维组织把腔隙填满后，血管就会退缩，紫纹则慢慢地褪成白色，成为稳定的白色肥胖纹。

　　因此，我们可以把肥胖纹算作是一种大面积的、多发的浅表对称性瘢痕。胖天使在前文中强调过，瘢痕一旦产生，就只会加重、增生、稳定或者退缩，从来没听说过瘢痕能直接消失不见的。所以如果看到网上的某些视频，起个"消除妊娠纹小窍门"之类的标题，特别是后面再附加一个化妆品或者护肤品广告，那它的可信度咋样，朋友们自己掂量。

肥胖纹在什么地方最常见呢？通常是在皮肤比较松软，皮下脂肪层比较厚的地方。最常出现在腰腹部、双大腿和上臂内侧，没有脂肪或脂肪比较致密的部位则很少见。如果有些小姐姐号称自己 BMI 值（身体质量指数）很低，却还长肥胖纹，觉得冤屈的话，大致有 4 种可能：

第一，她有可能以前胖过或怀孕过，之前撑开了，减肥之后体重降下来，但肥胖纹还留着；第二，虽然她 BMI 值很低，但是身材比较神奇，35 kg 的上半身配 65 kg 的下半身，合一起算挺美的，分开了两边都没法看；第三，她有可能患库欣综合征，导致了所谓的向心性肥胖，四肢瘦但肚子很大，腹部的紫纹非常明显；第四，她有可能……谎报体重。

能否预防肥胖纹呢？答案是肯定的。这主要针对的是备孕期的女士。您如果想避免肥胖纹，备孕期间要积极健身减脂。甚至还有文献称，用苦杏仁油按摩、外用玻尿酸等方法都或多或少有用处。

妊娠期间一要严格禁酒，二要多吃维生素，还有一个特别重要的，避免胡吃海塞，控制胎儿体重。娃长得太快的话，无论做啥预防都能给您肚子撑起来。至于预防妊娠纹的弹力服则反而没啥必要，因为之前讲过了，肥胖纹的产生是基于真皮和皮下组织之间的应力，外压不仅作用不大，还有可能对胎儿造成伤害。

下面讲最重要的问题，既然不能消除肥胖纹，那能不能减轻呢？答案是肯定的，但必须用医美治疗的方式。如果处在紫纹期间，最有效的治疗方式是染料激光。脉冲染料激光，以585 nm为主，专门用于祛除皮肤红色病变，比如红血丝、红色痤疮瘢痕以及紫色妊娠纹。染料激光可以帮助病变处快速褪色，进入白纹期。

如果已经形成了稳定的白色肥胖纹，还有什么办法能进一步改善外观吗？这个问题等同于如何减轻白色瘢痕。介绍给大家两种思路。

第一种思路是把表皮抹得匀一点儿，让瘢痕不那么明显。三种经典手段分别是黄金微针、点阵激光和光子嫩肤。黄金微针就是热玛吉带个黄金针头，将射频能量打到皮下，让局部皮下组织收缩，把白白的肥胖纹宽度缩窄；点阵激光是用能量来把凸起的白纹给磨平；光子嫩肤则可以把肥胖纹周围的皮肤打得白一些，降低对比度。这三个法子都有相关的文献支持，也是各大医美机构最常用的。

第二种思路是利用注射手段让瘢痕内部软化新生。这就比较新潮了，注射的东西有自体纳米脂肪或PRP。这里起作用的是注射物中的干细胞成分，它们能够诱导组织分化新生，相当于重新产生了一套真皮，治疗效果肯定比在外面磨个表面光来得好，这也是大量文献中描述能治疗肥胖纹的新手段。但需要注意，所有干细胞注射相关的肥胖纹治疗目前还都处于临床实验阶段，国家药监局没有任何相关指南，更没有任何一款商用干细胞产品已经拿到批文，被允许用于商业性的肥胖纹注射治疗。换言之，此类研究性治疗只允许在三甲医院伦理委员会批准通过的情况下，以实验性而非商业性目的开展。

再次强调，目前发表的中外文献中均没有提到有非正式医疗手段能改善肥胖纹的方法或结论。有些朋友可能会"杠"一下，说：我用了那个谁谁谁给我的秘方之后，肥胖纹明明很快地就由紫转白了。

三种可能性：一，也许您不用的话转白会更快；二，这个东西可能只对您的身体有用，但个例不能代表群体；三，这个东西或许真是个"神药"，但商家就是不把秘方公开、不做科研、不拿国家奖、不申请专利、不赚钱，名利都无所谓，大家觉得这个可能性大不大？

 划个重点

肥胖纹、妊娠纹、生长纹，其实完全是同一个东西。备孕的妈妈们只要注意积极健身、控制胎儿体重，就能有效预防肥胖纹的产生。已经产生的肥胖纹，不可能以任何形式祛除，想要减轻肥胖纹，只能依靠医美手段。私立机构以光电治疗手段为主，如果要做干细胞注射治疗，建议选择合规的三甲医院整形外科。

私密整形

让我们把心态放平和，从科学的角度出发，带着纯粹学习知识的目的，共同来了解一下女性私密整形的点点滴滴。

"啊，胖天使流氓！讲私密，去做私密整形的都不正经……"

恰恰相反，这是个特别明显的误区，真正寻求私密整形的患者，大多数的确存在或轻或重的器质性病变和躯体不适感，因此私密整形的本质和其他医疗手段并无任何区别，仍然是治病。

从临床最常见的案例出发。胖天使之前门诊看过一小姑娘，14 岁，个头挺高，妈妈带着来看病的。坐下来之后我就问，您来看什么呀？女孩支支吾吾地不说。一看这种情况，我其实大致心里就有数了，于是就问她妈妈："孩子是来看乳腺问题，还是来看私密的呢？"提到这个话茬儿，小姑娘才表明，的确是来看私密的。说是青春期发育之后，单侧小阴唇肥大，超过了大阴唇外侧缘，以至于只要一跑步、一骑车，就会磨得特别疼。我跟她说，千万别不好意思，您这个是病，而且已经出现症状了，咱们该治病要治病，青春期出现小阴唇肥大其实很常见，而且像您这种单侧肥大的，疼痛会比双侧肥大更加严重。

其实很好理解，两边小阴唇都大，相互能合上，内侧就不太会被摩擦。如果就一边突出来了，肯定磨得更疼。

那怎么办？手术切了呗：局麻，设计一个 V 字形切口，打点儿麻药，做一个楔形切除，然后用可吸收线缝上，外面再贴一个医用胶，半个钟头就做完了。术后还要交代患者几句：不影响上厕所，明天开始洗淋浴，一周之后门诊拆线。

所以，这就是个普普通通的治病过程，没有什么新鲜的。

但为什么很多人，甚至有些医生都羞于提及私密整形，以至于有关这方面的知识科普颇为少见呢？无非就是因为私密整形经常会和性生活挂钩，人们感觉会去接受这方面治疗的患者总有点儿什么特殊需求。

事实上真的没有，大多数人都只是想要一个正常的生活。

比如经常被提到的阴道紧缩手术。也是一次门诊，某 28 岁年轻妈妈，产后一年，刚停奶就来了，说自己想咨询紧缩。我就问："您是不是当年顺产的时候有产伤啊？"这其实也很常见，现在小孩营养好，都比较大只，顺产时产妇的阴道后壁、侧壁经常会发生撕裂。

患者当时就表明，确实有产伤，而且现在感觉阴道特别宽，性生活完全没有质量，甚至有时候一用力阴道就会向外排气，出现俗称的"阴吹"感。听到这种描述，那胖天使就基本确定患者肯定存在阴道松弛问题了。

但为保险起见，我还是跟她说，要查体，确定一下松弛的程度。因为按理来说，20 多岁的肌肉应该很有弹性，阴道通常不会特别松。查体时，叫来一位女护士在旁陪同，医生戴着手套，涂一点凡士林或碘伏，看患者阴道能容几根手指进入。一般来说，如果一根手指的话，算是阴道狭窄；两根手指头算是比较正常的阴道宽度；三根手指就可能是宽了。这位女士的阴道宽度直接能容四根手指，那没啥可说的，肯定是松弛，需要手术修复。

怎么做呢？现在最流行的，也是我们北京协和医院做的最多的，叫作"3D 生物束带阴道紧缩术"，说白了就是用两条脱细胞异体真皮，在阴道后壁做一个交叉收缩。怎么理解呢？穿靴子系鞋带见过吧？把靴子想象成阴道，脚想象成性生活时的阴茎。这个鞋带就是脱细胞异体真皮的生物束带，把鞋带系紧，是不是鞋就不会掉了？就这么回事。

有人会问，为什么在阴道后壁"系鞋带"呢，前壁行不行啊？不行的。首先，后壁的松弛比较常见，而且如果有产伤撕裂的话，术中也方便修补；其次，我们通常认为女性的 G 点（阴道性敏感点）位于阴道前壁的近膀胱处，一个缩窄手术把 G 点缝上了，以后性生活都没什么感觉，那肯定也是得不偿失的。

目前来说，小阴唇肥大矫正和阴道紧缩这两项手术是私密整形中实施最多，也是最能有效改善患者生活质量的项目。基本上，目前私密整形相关的主流文献中提到的，除了这俩手术之外，还有一个经常和小阴唇整形一起做的手术叫作"阴蒂包皮修整"，其实就跟男生的包皮环切差不多。剩下的就是一些更"神奇"的项目，比如阴道再造、变性之类的大手术了。

但是如果您上网搜索，或去某些医美机构咨询私密整形的话就会发现，它们偏偏没有胖天使说的这几种最主流的项目。那么，能看见的都是什么呢？

比较靠谱的，比如私密激光脱毛，有些是为了脱比基尼线，还有一些干脆就是彻底脱到一点儿不剩的。

还有就是所谓的"阴唇漂红"。这里多说几句，请大家记住一个知识点，小阴唇是粉色、红色还是褐色和所谓的性生活频率没有半毛钱关系，因为阴唇受到的摩擦 90% 以上并不来源于性生活，而是来源于人们自身的皮肤黏膜和日常运动。随着年龄增长，私密处的皮肤会自然地逐渐出现色沉。

当然，如果您把私密年轻化当作和面部年轻化一样重要的课题，确实可以做一些像激光或光子嫩肤这样的项目来提升阴唇色度。但绝对不推荐应用注射颜料的方式做半永久阴唇漂红。理由有二：其一，注射物不可能有任何批号，绝对属于非法注射物；其二，注射完颜色显得特别假。胖天使曾经见过来看门诊的女士，说做过漂红，想来修。查体一看，下面鲜红鲜红的，特别难看。这种修都没法修，只能做小阴唇局部切除。

还有所谓的大阴唇丰颜术。特别瘦或年纪增长都可能导致双侧大阴唇萎缩，使之看上去不丰满、不好看，性生活的时候还可能会硌得难受。那怎么办？填充呗。脸怎么填，大阴唇就怎么填。还是那堆东西，玻尿酸、胶原蛋白、自体脂肪。不过更推荐的肯定是自体脂肪，因为：首先，它是永久填充；其次，大阴唇一般不涉及下垂问题，不需要像玻尿酸那么坚固的塑形材料；再次，脂肪，特别是纳米脂肪，里面的干细胞能改善大阴唇的皮肤质地；最后，它比玻尿酸和胶原蛋白更便宜。

但遗憾的是，大多数机构由于技术限制或为了各种营销目的，一般都只提及玻尿酸或胶原蛋白注射方法，不太提及自体脂肪。至于有人忽悠患者给大阴唇打水光的，这就真心不靠谱了。

还有一些非手术类的阴道紧缩项目，比如光电项目中的热玛吉。但是，如果阴道松弛到都能够容纳四根手指了，您觉得热玛吉还好使吗？

因此，这种光电紧缩项目顶多只能作为女士们的日常保养手段之一，就是把阴道当脸养。同理，还有一堆所谓的家用私密紧致按摩仪，效果自然就更小了。

还有一个项目叫阴道注射紧缩。这个项目现在是行业内公认的"超级大杀器"（字面意思）。因为阴道部位血管特别丰富，所以注射紧缩导致栓塞致死、致残的概率是远超注射隆胸的，不管是玻尿酸，还是自体脂肪，都绝对禁止用于阴道注射。

再来就是游走在法律边缘的某黑科技了，名曰"徒手私密紧缩"。记得第一次在全国大会上听到有人介绍这玩意，不仅我看呆了，连各大医院的主任都啧啧称奇，说我们在这儿聚众看这个，真的可以吗？所谓徒手私密，说白了就是拿手去往阴蒂、阴唇、阴道上抹各种精油，号称能达到深层次营养修复。信它个鬼，正常菌群都被破坏了，不得阴道炎就谢天谢地吧。

一般列在最后的还有一种手术，俗称"处女膜修复"（即阴道瓣修复）。这手术实施起来其实不难，但它的伦理正当性有待确认。通常来说，女生在首次阴道性生活时有可能会因为阴道瓣破裂而出血，但事实上并不是每个人都会出血。阴道瓣厚度会随着年龄增大而逐渐变薄，如果 25 岁以上才有首次性生活，大约一半人都是不会出血的。何况还有相当一部分女同学的阴道瓣破裂和性生活压根没什么关系，很可能一次偶然的剧烈活动，比如骑车或者其他什么运动，它就裂开了，当事人根本意识不到。所以，为什么要去做一个专门让自己出一次血的手术，作为对他人的、完全没有任何意义的虚假承诺呢？

在胖天使的理念中，该手术仅适用于曾经遭受性暴力伤害导致阴道瓣破裂的患者。它的意义可能更多地在于心理上的重建，而非阴道瓣本身的修复。

最后再次呼吁大家以科学、审慎、平和的心态来看待女性私密整形问题。它既不神秘也不可怕，与其他医美治疗一样，都是为患者的健康与高质量生活而提供的服务。

男性特别篇

这部分我们来聊聊男性医美的点点滴滴。

说到求美者的性别分布，肯定还是以女性居多，不过准确的性别比是无从统计的。仅从协和收治的患者来看，最后实施手术患者的男女比例大致为 3∶7。可以说男性做医美已经越来越普遍了。

有好多男士不好意思承认自己做医美的事，但给大家纠正一个概念，美这个字，原本就是用来形容男士的。《邹忌讽齐王纳谏》里怎么说？"吾与徐公孰美？"三国里的关二爷又叫什么？美髯公。再看国外，法国国王路易十三、路易十四，一个因为谢顶推广了假发，另一个因为个子矮发明了高跟鞋。所以，自古至今，无论中外，男士喜欢捯饬自己的程度丝毫不亚于姑娘。

再回到医美上来。大约从 2015 年开始，男性医美案例以惊人的速度快速增长。到了 2020 年，仅从案例数量上来说，几乎是在 2015 年的基础上翻了三番，这还要考虑到疫情对医美行业的巨大影响，不然这个数字可能还要更加夸张。

男士一般会选择做些什么医美项目呢？咱们从上到下，边捋边说。

先说脑袋顶：植发。这是上文讲过的话题。发量与工作压力呈明显正相关，"996"社会精英们"头可断、血可流，脑袋坚决不能秃"。女士秃点儿，留个长发、挂个刘海，最不济贴上俩假发片就能瞒天过海。男士怎么办呢？只能去植发。

我们医院里一个师兄，就大我两岁，但是看着跟清朝人似的，发际线跟百会穴平齐，但凡有不熟的家属患者乃至医院同事看见了，立马都欠个身，问候一声："哎呀，主任好。"于是他就崩溃了，怒征巨款拼命植发，枕部差不多都给薅秃噜瓢了，愣把前额头发塞得满满当当，现在整个人气质都不一样了。您看，发量对男性求美者来说有着多么重大的意义。

头顶下来就是面部了。男士比较钟爱哪些面部项目呢？其一是除皱，主要说的就是肉毒毒素注射。打哪儿啊？以眉间纹、抬头纹为主，有时候也打鱼尾纹。男人动不动就跟自己较劲，愁眉紧锁的，久而久之上面部的皱纹就会很重。除此之外还可以用肉毒打打咬肌、下颌缘，这就和女士一样了，大家都期待自己有个好看的下巴轮廓。

说到除皱，男士会选择做线雕、拉皮，乃至很火的光电提升项目吗？男女士在这个领域倒是有比较明显区别的。接受面部提升，特别是光电类提升项目的女性求美者占到了总人数的至少90%。为什么？因为这些项目主要改善的是中下面部松垂，特别是法令纹。但在男性审美标准中，法令纹并不一定是不好的，因为它不一定仅仅代表苍老。出于"法令"两个字的含义，它会赋予男人一种比较稳重威严的气质，有时候这种气质反而特别受异性的欢迎。

所以迄今为止，光电提升项目在男士中开展得还比较少。但是与光电提升项目相对，光电净肤项目的男性市场前景可以说十分光明。众所周知，男士长痘痘很厉害，青春期之后留下痘印的比比皆是，而且由于遗传、运动、抽烟喝酒等原因，男士面部出现瘢痕、晒斑、酒渣鼻的案例要远多于女性。

怎么办？这就得光电治疗。像点阵、磨削、微等离子射频都是用来磨皮的，把月球表面一样的脸磨得起码能看。

再有一个男士喜欢的面部项目就是鼻综合了。看一位男士帅不帅，鼻子是最核心的关注点。女士主要看眼睛，眼睛要大大的、水灵灵的，哪怕鼻子塌点儿也会给人一种娇小可爱的感觉。男士不一样，在鼻梁高挺有形的情况下，就算眼睛小一点儿，整个人还是挺帅的。所以觉得自己长得不好看的男士，先要关注问题是不是出现在鼻子上：鼻根、鼻背是不是低了呀？此外，鼻头是不是圆钝，鼻翼是不是分离，是否存在鼻中隔偏曲、歪鼻等问题，这些都可以通过医美进行改善。有的医生直接用鼻子作为评估男性求美者心理状态的一个"硬标准"。意思就是，求美者的鼻子要是长得不好看，过来想改善外观，可以有，这是合理诉求；但是反之，如果鼻子好看，过来想进一步做眼睛、做嘴唇、做下颏，那一律不做。他们认为这种男士的外观已经不错了，再做就属于过度医疗了。

男士特别钟爱的医美项目还有什么呢？直接跳过了嘴唇、下颏、脖子，来到了乳房。欧美国家的人们不太重视面部微整形的项目，他们主要就看轮廓。对于男性来说，胖天使前文提过的男性乳房发育矫正术就是热门手术之一。不记得的小伙伴可以翻到前面复习一下。

再往下走就是肚子了。脂肪抽吸是永远不过时的项目，很多男士也为此过来咨询。但胖天使想说的是，男士吸脂要比女士难很多。有三个主要原因。第一，男性的脂肪主要分布于内脏，而非皮下。有专家提到过，如果有男士过来要求吸脂，先让他躺下，如果看着肚子两边脂肪都垂下来了，这是可以吸的，但如果躺下之后肚子还高高鼓着，千万别去吸脂，因为全部都是内脏脂肪；第二，男士的腹壁血管比女士多且粗，抽吸同样量的脂肪，男士的出血量比女士要多得多；第三，男士本身比女士怕疼，无论是局麻术中阵痛还是全麻术后康复，男士都比女士来得要困难。所以，男士如果想做脂肪抽吸，建议去大医院找脂肪亚专业的整形医生面诊（比如胖天使），确定有没有手术指征。

肚子再往下就到私密区了。男士做的最多的私密手术就是包皮环切术。您说这手术有啥了不起，泌尿外科一天做 20 台。不同之处在于，整形外科接诊的包皮环切是为了美观，不适用于有包茎问题的患者。传统包皮环切怎么做？三个步骤：揪起来、剪、缝上，完事了，特别简单。甚至有的电商平台上都有卖 DIY 包皮环切套装的，可见这手术有多容易做。但这手术可能存在什么问题呢？由于远端包皮内神经末梢非常丰富，所以切除靠近龟头部位的包皮会导致未来性生活质量下降。整形外科的做法是切除阴茎近端的包皮，然后把远端包皮给撸下来，再缝上，这样以后性生活质量就会高一些。除此之外，如尿道下裂、分裂龟头这种先天性畸形的修复项目也是归整形外科负责的。

再来，就是一些奇怪的特殊项目了。比如阴茎延长术，就是从阴茎根部开切口，做一个推进，把体内部分的海绵体揪出来一截，然后再缝上的手术。再比如阴茎增粗术，这个手术可以跟刚才的包皮一起做，用脱细胞异体真皮或其他人工材料卷在白膜外面几圈。再再比如著名的冠状沟埋珠术：在龟头下面冠状沟一圈的包皮底下塞上珍珠，号称能增大摩擦力，提升性生活的质量。再再再比如阴茎神经阻断术，您还天真地以为肉毒只能阻断瘦腿吗？有一种疾病叫作持续性生殖器兴奋紊乱（PGAD），可能会发生在女性患者身上，治疗这个病的方法就是用肉毒毒素阻断神经。所以有专家指出，男性早泄也可以用类似方法治疗，在阴茎上面注射肉毒毒素降低其敏感性，就能预防早泄。

 胖天使友情提示

以上这些"特殊"项目，在各种私立男科医院和医美机构的广告中常常出现，但胖天使严肃声明：它们中间没有任何一项是合法的，手术效果无从考据，在安全性上更是存在巨大隐患。对此类手术动心的男性求美者和撺掇他们做此类手术的女性朋友们，请务必谨慎做决定。

父母特别篇

胖天使曾经收到过一个特别走心的问题，说父母已经 60 岁了，虽然平时表达含蓄，但是能看得出来他们是爱美的，所以想问问有什么适合爸爸妈妈的医美项目。

我看了之后觉得非常感动，咱们这部分就来聊一聊中老年求美者的医美项目选择与注意事项。

要谈这个话题，首先要明白，在追求医美方面，父母辈和我们最大的不同，其实两个字就可以概括：保守。

他们可能有更强的消费能力、更充裕的时间，但是无论在医美项目，还是效果选择方面都会趋于保守。

当然，不排除有一些特别潮的爹妈们。之前我们病房收过一位70岁的阿姨，嫁一老外，她是嫌自己的臀不够理想，专门来做吸脂隆臀的。当然这是个例，大多数叔叔阿姨来咨询医美，主要就是冲着一件事——面部年轻化。这一点和年轻人是一样的，谁都不乐意变老。

我们自己面部年轻化经常整些什么，大家还记得吗？为了方便大家记忆，一首七言打油诗送给大家：

刷酸针清小气泡，

微针水光超皮秒。

玛吉拉提F4，

肉毒填充配线雕。

看看，这么多呢，那胖天使问大家一句，大家知道在父母辈做的面部年轻化项目中最受欢迎的是什么吗？

由于老年皮肤脱水严重，所以选择水光针吗？由于老年皮肤松弛明显，所以选择热玛吉吗？由于老年色斑增多，所以选择超皮秒吗？其实前面那仨都是错的，因为常年以来缺乏医美维护，中老年求美者的皮肤是非常松弛的，所以靠光电提升，哪怕是线雕都不足以逆转。由于皮肤含水量过低，一两次的水光填充很快就会消耗殆尽，也并不能起到立竿见影的效果。

事实上，最受父母辈欢迎的医美项目是在眼整形部分曾提到过的"上睑皮肤松弛矫正手术"，其实这手术也有做下睑的。做过重睑术的同学可能会有切身体验，刚做完重睑术的时候是一个欧式的大双眼皮，过了三五年后就会变成韩式的薄双眼皮了，再过三五年就会变成内双，再过几年也许就消失不见了。这其实正是眼睑皮肤衰老，松弛下垂的正常过程。

我们看到爷爷奶奶辈的眼睑，松松垮垮垂下来，把眼睛快挤成一条缝了。事实上，人家眼睛跟您一样大，但眼睑松弛下垂，特别显老，严重的时候甚至会遮挡视野。

这种情况就可以选择做个小手术，核心内容就是把松弛多余的这条皮肤给切了，恢复眼睛该有的大小。三条常见入路：眉上、眉下和重睑切口。

与眉上、眉下切口相关的就是我们常说的切眉提升手术，特别是眉下切口，简直是中国老人的最爱。为什么呢？原因有四点。其一，手术特别简单：切一条皮，顶多带点儿眼轮匝肌，止好血，缝上，就完事了，手术很快、安全且不肿。其二，瘢痕藏在眉毛底下，基本上看不见。其三，外侧多切一点儿，顺便还能改善鱼尾纹，达到双重年轻效果。其四，因为做的是眉下切口，所以缝的时候会把眉毛外侧稍微往下拉一点儿，做完会显得人比较慈眉善目。当然，如果本身就已经是八字眉，那就算了，还是选眉上切口吧，把眉弓吊起来点儿美学效果会更好。

至于重睑切口，相对而言手术难度稍高，术后会出现肿胀，需要的恢复时间也比较长。但该手术术后的美学效果好，而且如果眼睑下垂严重导致整个眼睛都看不见，切啥眉都不好使，就只能用重睑切口。切掉足够宽的一条皮肤，包括下面的眼轮匝肌，对位缝上，冰敷好了，一个礼拜拆线，平均"减龄"5~10岁不在话下。

有关眼部的另一个项目是下眼睑手术，这当然指的就是祛眼袋了。中老年几乎人人都有眼袋，而且随着年龄增长，眼袋越来越大，越来越明显。胖天使在眼整形那部分讲过祛眼袋，大家可以去复习一下。父母辈做这手术一定要用外入路，千万别去做什么无痕眼袋。因为他们多的就是皮呀，得切一条皮才能显年轻，内路眼袋当然就不好使。

当然，切皮其实也有讲究。前文提过，切皮前需要让求美者做睁眼睛、张大嘴的动作，在最大张力下确定皮应该切多宽，其实这主要就是针对中老年求美者。中老年求美者皮肤松弛，弹性不足，一旦切多了，之后一回缩，就变成下睑外翻了，这样不仅会出现新发畸形，而且容易感染。

通常来说，在台上手术时发现既可切 1.5 mm，也可切 2.0 mm 的时候，我一般建议大家保守点儿，选择切 1.5 mm，更安全，可能术后效果也会更好。

眼周整形之外，针对中老年求美者的另一个面部年轻化爆款项目是除皱。

说到除皱，大家首先想到什么？或许是注射肉毒毒素，可以去掉鱼尾纹、眉间纹。还有呢？热玛吉，能改善法令纹。但对于爸爸妈妈来说，这些项目可能都已经不太管用了。肉毒毒素能改善的主要是跟肌肉运动相关的动态纹。如果家里老人脸上的皱纹依然属于动态纹，打肉毒当然没有问题。但更多情况下，长时间的动态纹会转化成静态纹，也就是皮下弹性纤维已经断了。这种情况下打多少肉毒毒素都不管用，打多了有可能还会导致睁不开眼睛，面部僵住，这就很尴尬了。

光电提升项目也一样。热玛吉、线雕只能够轻度提升松弛下垂的面部皮肤，对于中老年求美者来说，效果微乎其微，达不到明显改善外观的作用。

　　一些美容院会忽悠 60 多岁的叔叔阿姨办会员卡。我曾经接诊过的患者跟我说：美容院告诉她一次热玛吉 15 000 元，让她办卡，一年做三次，持续做三年，一共交 10 万。我听着叫一个心疼啊，这还不如老年旅行团推销鸡蛋，好歹您还能吃上点儿蛋白质呢。

　　言归正传，针对中老年求美者的除皱，就只有开刀手术这"千古华山一条路"。当然，手术和手术之间也有差别。面部除皱，通常分为大小除皱两种方式。

　　现在比较流行的是小除皱，也叫中下面部除皱。从耳前发际线做切口到耳下，再到耳后，整个给它打开、分层，先把里面的 SMAS 筋膜层提拉起来，然后再把皮下组织层提拉起来。切不可直接拉皮下组织层，不然就会跟某些明星一样，脸僵死了贼难看。分层次全都拉起来之后，看看多了多少皮，根据边缘形状再去掉即可。缝好后戴一顶弹性头套，术后一周拆线，一次手术平均"减龄"10 岁。

　　大除皱又是什么呢？就是在小除皱基础上再加上面部的除皱手术。该手术要从颞部开始做切口，原理跟小除皱类似。但由于现在微创理念盛行，更多情况下，不推荐上面部除皱，上文提到的眼睑皮肤松弛矫正就足够了。

　　备受中老年求美者青睐的第三个经典医美项目是激光祛斑。

　　激光主要用于祛除老年斑（也叫脂溢性角化）。至于黄褐斑、皮肤暗沉的问题基本不太可能靠光电治疗解决。

祛除老年斑用什么激光？首选皮秒类，因为皮秒就是黑色素的杀手。皮秒类打黑正合适，而且由于皮秒类属于创伤最小的一类非剥脱激光治疗，不像点阵激光治疗后皮肤护理特别麻烦，对于中老年求美者来说还是非常友好的。

另一个常规项目是光子嫩肤。上文讲过，这玩意儿是一个大杂烩，祛斑、嫩肤、缩毛孔都管一点儿。但您仔细想想，咱们父母的皮肤不也是一大杂烩嘛，啥都差点，这就"一拍即合"了。反正光子嫩肤能量低，做了也不会有什么大问题。

还真别说，有人就特别适合光子嫩肤治疗。我们科里有的医生反映，他妈妈每过几个月就要打一次光子，其他什么皮秒、点阵通通试过，都比不上最传统、最便宜的光子嫩肤，做完光子之后皮肤可光滑了。所以，如果家里老人觉得皮肤不好，想改善一点儿，又不知道方向，怕麻烦，还怕并发症，那可能去做做 BB 光、M22 之类的光子项目是不错的选择。

最后，还要谈谈中老年医美中的特殊项目：面部皮肤肿瘤切除。

胖天使上文讲过色素痣，而中老年人则一定要关注肿物的良恶性质。特别是长在颞部、内眦、颊部或者鼻唇沟这几个位置的面部肿物，一旦有增大趋势，或者出现了瘙痒、疼痛甚至破溃，就要尽快就诊皮肤科或者整形外科。可以先选择做皮肤镜明确病理，然后安排手术，做根治性切除，甚至手术中还要选择送检切缘的冰冻病理。

各类皮肤癌，无论是基底细胞癌还是鳞癌，甚至大家闻之色变的恶性黑素瘤，其实只要做到早期根治，都是不影响患者生命的。至于切除肿物后这创面怎么关，那见仁见智，得看这肿瘤的位置和大小了。通常来说，整形外科医生的两大主流选择是转移局部皮瓣或者小面积植皮。

 划个重点

中老年朋友的医美需求和青年人有所不同，除了光子、皮秒这种项目对他们仍然适用之外，其他我们经常接触的光电和注射类医美项目对他们的效果通常是不太明显的，反而像眼周整形、面部除皱这种项目能够真正高效地帮他们达到面部年轻化目的。除此之外，面部皮肤的肿物应该引起我们足够的重视，一旦肿物增大或患者出现不适症状，建议尽快就诊三甲医院的整形外科或者皮肤科，寻求手术治疗。

结语

众所周知，医学相关的行业以"学制长、出师晚、回本慢"闻名，医生的辛劳程度冠绝所有白领行业。无论中外，医学生以第一学历毕业后，几乎都得面临二次选择，需要找到一个适合自己的二级甚至三级学科读研或开展工作。所谓二级学科，指内外科、妇产、儿科、耳鼻喉这样的临床科室，或是麻醉、ICU、急诊这种综合平台科室。而三级学科自然就是隶属于各个二级学科的分支学科，比如外科里面的胸外科、泌尿外科等。最终做成哪科医生，涉及很重要的双向选择问题：我想干什么，以及科室要不要我。

记得胖天使从协和医学院博士毕业去北京协和医院面试的时候，面试官问我想去哪个科室。不带一丝犹豫，这个胖子就报了整形外科。

为什么呢？除了毕业课题与整形相关之外，胖天使还算有点儿艺术细胞。比如文艺方面，钢琴、电子琴、双排键抄起来都能弹，还当过协和乐队队长、话剧社社长和合唱队领唱。而语言方面，也不知是天赋还是后天"努力"的结果，胖天使跟人吵架基本就没输过（除了老婆，因为她很善于利用哭这个武器来击败我），还曾经拿到过全国整形外科青年医师辩论赛的"最佳辩手"称号。

总之，在众多科室中，整形外科可能就是把手术技术和人文艺术结合得最好的那一个。因此，胖天使当时选得毅然决然、斩钉截铁。

以上是冠冕堂皇的理由。

兴趣是最好的老师，这话没毛病。但对于刚毕业的学生来说，要求他们即刻从科室内涵中挖掘出兴趣，实属刁难。所以，在医学生的求职选择中，需要考虑更多的还是科室本身特点是否符合自己的核心需求。

在胖天使看来，需求主要存在四个维度：

一是安全性。毫无疑问，医疗行业属于超高危行业，但各专科之间仍有很大差别。如急诊、心外、神外、儿科、产科这些科室，动辄关乎生死，气氛相对紧张，医患冲突出现的概率自然较大；而介入、放疗、内镜中心、导管室、核医学等科室，虽然相对医患风险较小，但亦需考虑如放射性暴露这样的身体安全隐患。

二是忙碌程度。医院里面没闲人，但"忙"和"忙"也是有巨大差别的。以协和为例，基本外科（普外科）、血管外科、血液内科等科室，整晚抢救、不能睡觉是家常便饭，急诊更是其中翘楚，科里连一线医生睡觉用的床都不备，因为备了也用不到。

三是收入保障。人们总喜欢说医生收入高，这个不能否认，与各地平均收入相比，医生的收入一般都会相对高一些。但如果按时薪来算，就"啪啪"打脸了，毕竟医生的每周实际工作时间不是 40 小时，而是 80 小时，甚至更长。此外，不同医院、不同科室之间的收入也会有差别，总体来说，大型三甲医院的手术科室医生工作难度较高、较辛苦，因此收入会比其他科室高一些。

四是成就感。与救死扶伤关系越大的科室，成就感肯定越高。所以电视剧里演的一般都是急诊、神外、心外、妇产科之类，也就是上文提到医患冲突最猛的这些科室。至于整形外科，嗯……不知道这辈子能不能赶上整形外科医生当电视剧主角的那一天。

每家医院，每个科室的四维水平都不尽相同，但有一点可以肯定，绝不存在又安全、又闲、大把挣钱还受人尊敬的神仙医生。每个人都要从自身价值观出发，在这四个维度中做出取舍，选择最适合自己的那一款。

胖天使在结合自身情况，综合考量了四个维度后，选择了整形外科。整形外科很少存在绝对手术指征，因此医生一方不会过于强势，医患关系比较融洽，地位趋于平等。医疗过程中就算真出现问题，也很少关乎命脉，大多可以通过与患者的良好沟通得以妥善解决。以我常开展的脂肪抽吸为例，求美者感觉术后效果不满意，无论吸得不够多，还是吸太多导致局部凹陷，其实都可以通过相对简单的二次手术完成修整。

整形外科，特别是其中美容外科所涉及的领域绝不止医疗，更包含了各种医患心理博弈乃至商业活动，因此对于医生能力的要求也更为全面。协和整形外科的老主任乔群教授说过，优秀的外科医生要做到"心中有患者、脑中有方案、眼中有层次、手中有感觉"。窃以为，当今整形外科医生的核心素质里可能还得再加上"口中有莲花、网上有粉丝、名下有基金"，等等，总之技不压身，多多益善。

在多年工作中，胖天使自觉是真心喜欢这个行业的，也从中得到了诸多快乐。整形让大家的生活质量提高，变得健健康康、生龙活虎、青春靓丽、容光焕发。既是工作，也是责任，更是乐趣，做一天，开心一天。

以上是胖天使选择成为一名整形外科医生的理由。而作为读者的您，在看完这本书之后，是想去做医美呢，还是不想去做医美呢？相信您最起码可以理性地判断了。

如果只看能否治病救人，医美这个学科甚至可能不需要存在。但是，医美之所以发展得这么快，是因为大家的心理需求到了更高的层次。按照马斯洛的需求理论，我觉得应该已经上升到了第三层，也就是需要爱和归属的层次，所以才会有对美的追求。既然上升到了第三层次，就说明我们应该在前个层次上已经得到了充分的满足。就是说，在包括温饱、身体健康、安全在内的这些方面都已经得到保证的基础上，才能追求下一步，而且也正是有这样的基础，医美才能处在健康发展的金字塔上，才不至于坍塌。

如果没有了健康，还追求美的话，这是本末倒置。当然，我写这本书的目的不是"劝退"，让大家都别去做医美了。我自己是干这个的，写完一本书让我自己没工作了，不说读者们会把我怎么样，同行们先会封杀我。

我呼吁的是，大家在做医美前要审慎思考，自己是不是真的需要做医美，医美的行为能否让自己变得更年轻、漂亮、有活力，让生活更精彩。

我衷心希望咱们国家以后人人都是好看的，能在世界上美得有面子，老外会说我们是一个好看的国家，是一个优雅的国家，让别人看到我们中国人的一张张脸的时候，都会觉得是见到了一个个的美人。但是美指的不是千篇一律或东施效颦，每个人要美得大方，要美得自然，要美得具有自己的个性和品格。在看了这本书之后，相信聪明的你已经对你想要的，你可以做的项目心中有数了。

之前有人跟胖天使说过，我们在做学识渊博的人之前，应该先做一个情感丰富的人。一个国家的美、一个社会的审美，不应该只有一个方向，每个人都可以有自己的独特见解。所以，在学习具体的知识前，要先培养正确、健康的医美观念。在这条路上，且不说各位读者，连写这本书的我也还是一个小学生。从刚开始写这本书到现在写完，我对美也已经有了新的认知。我也希望大家不要把这本书上写的东西当作金科玉律，协和的医生也就是一个人，是人就有局限性，他无法看到大千世界的全部，甚至只能管中窥豹。能给大家一点点提示，让每个人有自己的收获，能够探索出适合自己的求美道路，我觉得这就很好了。谢谢大家，希望大家看得开心而有所得。

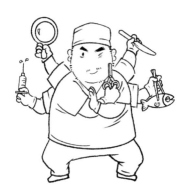

番外：整形急诊的那些奇葩事

不知道大家有没有听说过诗人尹丽川的一首诗：一下雪，北京就成了北平，我们去后海看雪，就回到明清。

这意境很美，但时至今日，不知道谁还加了一句：一下雪，故宫就变成了横店。意思就是各种男女老少非要应个雪景去紫禁城里玩角色扮演（cosplay）。

对此，胖天使本来没什么意见，各人有各人的爱好，谁也管不着，对吧？但在经历了一个地狱般的急诊夜班之后，我深刻地意识到——我错了。

大雪纷飞的一天，中午11点多，刚做完一台手术。胖天使打算订碗拉面当午饭，想着边赏雪边吃拉面，生活其乐无穷。

这个时候，工作手机响了。

"喂，您好，我是整形外科。"

"您好，急诊，有个面部外伤的患者想整形缝合，您看什么时候有空能过来一趟吗？"

说话特别客气，那我必须马上去啊。"您等着，我现在就过去。烦劳您先把血查了，把破伤风打了。"

话说协和医院有东、西两个院区，分别在东单和西单。整形外科在西单，急诊在东单，中间隔着天安门和故宫。

那说走就走呗。穿着短袖刷手服，外头套一白大褂，准备打车。

过了 10 分钟后，寒风瑟瑟中等到了滴滴师傅。师傅一看到我就乐了，哎哟，大雪里头冻一大白胖子，这不雪人嘛。不废话赶紧上车，风驰电掣一般就往急诊开了过去。

到了，见着正主，一小姑娘，穿个汉服，外头再套一羽绒服，正在那儿哭呢。

查个体吧！看看伤口，从额头向下一道大血口子，这叫一个齐！旁边还有一小伙子，正在卑微谄媚地跟那儿嘘寒问暖，一看就是肇事方。

"说说吧，怎么伤的呀？"

"这不下雪了嘛，带我妹儿去故宫赏雪拍照，本来想拍一雪中舞剑的。"顺手把那"凶器"也拿出来了，嚯，还真带来一大青锋剑。

小伙子接着："后来在车上忍不住，拿出来玩，然后雪天一个刹车，就……"

"行，成了，全明白了，啥也甭说了，缝吧。顺道说一句，妹儿啊，您就没想过您那大宝剑，真到了故宫也得让安检给没收了吗？"

一听，哇，姑娘哭得更厉害了。

接着就是问诊、查体、写病历、谈话、签字、上台、消毒、铺巾、打麻药，然后这才敢去伤口里面清创。

边清创我还边说呢："姑娘，您这大宝剑合着还是一开刃的吧？额肌都断了，而且在颅骨上切了个印儿，您知道不？"

就这么聊着天，小针细线慢慢地缝了一个多钟头，再打了个绷带加压包扎，才算是完事。

一看表，2点，雪都停了，午饭还没吃呢，那想着继续吃吧。这时就听工作手机"零"的一声，又响了。

"喂，您好，整形外科。"

"肖爷，我这急诊九诊室，有个面部外伤的哥们儿想整形缝，您要不然过来瞄一眼？"

说的局气，大急诊，那是兄弟科室，得赶紧过去帮忙。不吃饭了直接奔去，还没到诊室呢，就看见门口坐着一排老头儿老太太，不是捂着胳膊就是捂着腿，全都是雪天出去遛弯骨折等着处理的。

一进屋，看见患者了，20多岁小伙子，一身白袍，拿一纱布捂着脸。

打开瞧瞧吧！颧骨旁边，有一毛钱钢镚儿大小的圆形伤口，滴流圆，还往外滋滋地冒血呢。

"哇，这谁给您脸上投一币啊？赶紧压上吧。说说怎么伤的？"

"医生，这不是下雪了嘛……我去故宫里面拍照片。"

"得，似曾相识的剧情，您说到这儿，我基本上能描述故事梗概了。"

"不是您想的那样。我都已经到故宫里头了，我这cosplay的梅长苏，您认识吗？带一伞。都拍摄到最后了，我就准备把这伞收起来，然后往上一挥……"

"您说的是咧。"我还不忘给捧个哏。

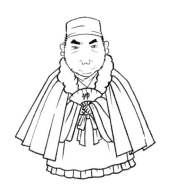

"这伞，它断了！我一抬头，伞断的那头从天上掉下来，直接扎我脸上了！"

"行吧，您这故事比刚才那患者还精彩。别说了，缝吧。"

继续，又是那一套程序，拉到手术间里去，一通猛干。缝完之后，伤口缝线真跟一圈补丁似的。还得叮嘱患者："您这个有出血，之后组织水肿会比之前要明显些，而且脸上压不住，您回去之后可以考虑冰敷……啊不用，大雪天的，您去雪地里头待会儿就行了。"

总算把患者送走。再一看表，3点了，还吃毛的午饭啊？赶紧回西院干活吧。打一车走起，刚过天安门，就听"丁零零……"又来了。

接起来，一个贱贱的声音响起："猜猜我是谁？"

"我是你爸，咋了？"胖天使淡定回复。

"肖爷，您刚走，就又来了一大面积挫伤的，'好事成双'，回来再看一个呗。"

"呃……司机师傅，不好意思，咱原路返回吧。"

没辙。再次回到九诊室，一进门，又是一小姐姐，挺可怕，半张脸皮恨不得都给搓没了。

我小心翼翼地问道："您，还能说话吗？要能说话的话，咱聊聊，这怎么伤的呀？"

"医生，今天下雪……不是得去故宫照相吗？"

我急眼了，谁告诉你下雪就得去故宫照相的啊！

"我骑车去的，穿了一袍子，然后那袍儿卡车轮里了，勒自己脖子，摔了一跤，然后脸正好搓在地上。"

不由得嘀咕，这莫不是跟刚才那俩患者一伙儿来整我的吧。

梅开三度。写病历、签字、上台！准备得那叫一个快，熟能生巧嘛。

这次还没法缝，搓伤，皮都没了，缝谁去啊？只能双氧水、碘伏、盐水一遍一遍地擦，把脏东西都给擦掉，活动性出血止住之后，脸上先敷油纱再垫棉垫，最后搞个半脸包扎才算完事。

跟患者交代："挺好，您就当今天咱们做了一次免费面部磨削，不亏，不亏。"总算把姑娘哄走了。

仨急诊干完，下午五点半了，赶紧回西院吧，一天了，自己分内的活儿啥都没干呢。打车回去，写手术记录，跟新患者谈话签字，一堆事干完，晚上 10 点。想想今天太累了，吃顿夜宵不过分吧？吃不吃呢？（"胖子没有人权"，不配吃夜宵。）正在犹豫当中，手机铃又响了。

"喂您好，我整形外科。"

"肖爷，我错了……还是我。"

"没事我习惯了，您说。"

"有一自杀女孩您缝不？她切手切一半，嫌疼，不切了，现在不想死了，要求整形科缝漂亮点儿。"

"啊啊啊啊……容我冷静几秒。好的，大概半小时到，您那边先把血查了，破伤风打了吧。"

继续打车出发。师父教过我，人要平和，外科医生要时刻保持从容的心态（虽然当时我已经要"爆炸"了）。

终于到了，看见姑娘，可怜巴巴地捂着手，干吗呢？一看，居然在玩手机。

赶紧打开纱布，只见乱糟糟的七八道口子，有的还真有点儿血，有的就只划了个印。

"话说您这是失恋了呀，还是有别的事啊？"

经验上来说，这种刮痧级别的自杀大概率是情伤。事实也证明我还真猜对了。

"那为啥后来又想开了？"

"我后来知道，那女的，今天下雪摔一狗啃泥！我心情就好了，也不想死了！"

"啊……这原因……那我们感谢下雪吧。别的不说，您说这么好看一姑娘，外面这么好看的世界，就这么死了亏不亏啊。我们说有什么样的心态才有什么样的生活，要平和啊。您惨，惨得过胖天使吗？"

继续走程序，又是一个钟头，最终等再回到西院，已经过0点了。

这时候打开手机，收到一条短信，以前的患者家属发过来的，是之前做了个皮肤恶性肿瘤切除的老太太，今天下雪摔了一跤，骨折，在外院住院了，人家问我们科这边有什么需要注意的。我说，整形科这边没有，肿瘤切干净了，没事，您在骨科治就行了。

一个月之后，老太太的儿子又发了条信息给我，说老太太因为骨折卧床，最后得肺炎了，虽然还是没能挺过冬至，但仍然谢谢我们。

当时看完后，真的很难受，也很遗憾。

北京四九城的飞雪，无论它再美，再让您心动，也希望大家能时刻注意安全与分寸，别让各种乐极生悲的惨剧反复上演。

附录（项目速查）

自体脂肪

◯ 面部填充（改善形态、轮廓）

额部、颞部、颧部、颊部、唇部、颏部

◯ 静态纹填充

川字纹、八字纹、法令纹、木偶纹

◯ 鼻基底填充

◯ 少发、单发痘坑填充

◯ 凹陷性瘢痕修复

◯ 隆胸

◯ 隆臀

玻尿酸

填充

◯ 面部填充（改善形态、轮廓）

额部、颞部、颧部、颊部、唇部、颏部

- 改善泪沟
- 填充少发、单发的痘坑
- 鼻基底填充
- 改善黑眼圈
- 改善静态纹

川字纹、八字纹、法令纹、木偶纹

- 改善颈纹（使用非交联玻尿酸）

锁水（使用非交联玻尿酸）

肉毒毒素

- 祛除动态纹

额纹、眉间纹、鱼尾纹

- 瘦脸、瘦肩、瘦腿、瘦颈阔肌
- 治疗多汗症、狐臭

光电项目

光子嫩肤（强脉冲光）

- 综合改善皮肤质量，如祛除轻度红血丝、痘印、雀斑、晒斑等
- 祛除轻度法令纹

皮秒激光

- 祛除雀斑、晒斑

◯ 改善瘢痕色沉（包括色素型痘印）

◯ 改善色素型黑眼圈

◯ 治疗黄褐斑

◯ 治疗太田痣

◯ 祛除深色文身

染料激光

◯ 祛除皮肤红色病变，如严重红血丝、红色痤疮瘢痕、红色及紫色肥胖纹

◯ 脱毛

二氧化碳激光点阵

◯ 改善色素型黑眼圈

◯ 祛除多灶而且平坦的痘印

◯ 治疗老年斑（脂溢性角化病）

◯ 改善肥胖纹

◯ 点痣

射频技术

热玛吉、黄金微针（单极射频）

热拉提（聚焦射频）

◯ 面部提升

◯ 改善法令纹、颈纹，改善软组织松弛下垂

刷酸（化学剥脱术）

- ○ 改善色素型黑眼圈
- ○ 祛除痘印
- ○ 治疗痘痘（未感染）
- ○ 改善毛孔粗大、毛周角化、鸡皮肤

磨削手术

- ○ 祛除瘢痕（包括重症大面积痤疮瘢痕）
- ○ 祛除老年斑

线雕（面部埋线提升）

- ○ 祛除法令纹
- ○ 面部提升、乳房提升

拉皮（多层除皱术）

- ○ 面部除皱

上面部、中下面部、下面部

硅胶假体（硅凝胶）

- ○ 鼻基底填充
- ○ 隆颏
- ○ 隆胸

膨体（聚四氟乙烯）

- ♀ 鼻基底填充
- ♀ 隆鼻
- ♀ 隆颏

脱细胞异体真皮

- ♀ 鼻基底填充
- ♀ 乳房线雕（乳房提升）
- ♀ 阴道紧缩